早发现·早报告·早隔离·早治疗

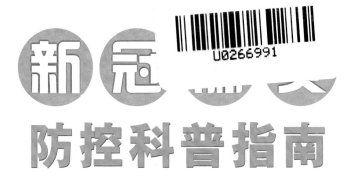

新冠肺炎
防控科普指南

湖北省卫生计生宣传教育中心
湖北省疾病预防控制中心健康教育所　编著

长江出版传媒　K湖北科学技术出版社

图书在版编目（CIP）数据

新冠肺炎防控科普指南 / 湖北省卫生计生宣传教育中心, 湖北省疾病预防控制中心健康教育所编著.—武汉：湖北科学技术出版社, 2020.2 (2021.12重印)

ISBN 978-7-5706-0877-5

Ⅰ.①新… Ⅱ.①湖… ②湖… Ⅲ.①日冕形病毒－病毒病－肺炎－预防(卫生)－指南 Ⅳ.①R563.101-62

中国版本图书馆CIP数据核字(2020)第027710号

新冠肺炎防控科普指南
xinguan feiyan fangkong kepu zhinan

责任编辑：李 青 刘 辉 赵襄玲 冯友仁   审 读：黄主梅

责任校对：陈横宇   封面设计：胡 博 罗 磊

出版发行：湖北科学技术出版社   电 话：027-87679452

地 址：武汉市雄楚大街268号   邮 编：430070
（湖北出版文化城B座13-14层）

网 址：http://www.hbstp.com.cn

印 制：武汉市卓源印务有限公司

880mm×1230mm   1/32   8.75印张   200千字

2020年2月第1版   2021年12月第10次印刷

定 价：36.00元

本书如有印装问题 可找本社市场部更换

《新冠肺炎防控科普指南》
编 委 会

主　　编：吕长兵　徐静东

副 主 编：陈　菲

执行主编：夏天顺　罗　磊

编　　委：陈　菲　罗　磊　罗军杰　邓　睿　向云霞　毛　旭

张毓茜　杜彬彬　袁　歆　梁均贵　马丽娜　镇　重

周　毅　龚　雯　李　青　沈　飞

美术编辑：陈亦帆　罗军杰

音频编辑：罗　磊　邓　睿

绘　　图：武软艺术公益　优设　@搞事的光sir　@贺二猫的栗子

@糖爸王喆　@叮叮　@杰森马克一号机

公益支持：DOSN道森　36叁拾陆楼

2020年初，一场突如其来的疫情悄然肆虐神州大地，人民健康遭受严重威胁。面对汹涌疫情，党中央、国务院迅速作出部署，习近平总书记高度重视，多次作出了重要指示批示。全国各地的医务人员、科研人员纷纷驰援武汉，一场疫情防控阻击战拉开帷幕，牵动着全国人民的心弦。

疫情就是命令，防控就是责任。面对这个看不见的强大敌人，做好防护、防止蔓延是当前最重要也是最有效的防控手段之一。然而对于广大公众而言，怎样做好科学防护？如何防止病毒蔓延？哪些误区需要避免？这些问题不仅需要专业的解答，更需要详细的指引。为此，我们组织了专门力量整理编撰，迅速推出了这本疫情防控科普读物。

本书是在湖北省新冠肺炎疫情防控指挥部指导下，由湖北省卫生计生宣传教育中心、湖北省疾病预防控制中心健康教育所针对公众热切关注的焦点，综合政策规范、权威解读、行业报道、科普书籍及专家科普文章汇编而成，旨在为公众提供系统、权威、专业的防护知识，引导公众正确认识、做好防护、理性应对。

我们推出此书，首先在于其内容广泛。全书七篇，内容涵盖病毒知识、个人防护、社会防护、医护规范、心理疏导、政策解读、常见误区等诸多防控细节，不仅普通民众能够通过本书学习、掌握科学的防护方法，而且社会管理者、专业医护人员也能从中查漏补缺，规范工作流程。

我们推出此书，还在于其通俗易懂。全书以"一问一答"的形式解读疫情防控中的疑惑，图文并茂、方便易查，所涉专业知识，也力求以精练简洁、深入浅出的方式予以解读，让读者能直观、快速地掌握所需要的防护知识。

知己知彼，方能百战不殆。疫情当前，我们献出此书，衷心地希望它能成为您手中的"坚盾"，以科学的防护抵御病毒侵犯，更希望它能成为社会的"利剑"，让每个人都科学地行动起来，万众一心，击退疫病。

疫情面前，人人都是参与者，人人都是战斗员。我们相信，只要坚定信心、同舟共济、科学防治、精准施策，一定能打赢这场疫情防控阻击战。

编　者
2020年2月

目 录 ◀◀◀

科 普 篇

1.什么是冠状病毒？…………………………………… 003

2.什么是新型冠状病毒？……………………………… 004

3.什么是新冠肺炎？…………………………………… 004

4.新冠肺炎主要有哪些症状？………………………… 005

5.如何区分感冒、流感和新冠肺炎？………………… 006

6.如何判断自己是否感染新冠肺炎？………………… 007

7.新型冠状病毒是如何传播的？……………………… 007

8.什么是飞沫传播？…………………………………… 008

9.什么是接触传播？…………………………………… 008

10.新型冠状病毒的致病性怎么样？………………… 009

11.新型冠状病毒的潜伏期有多长？………………… 010

12.潜伏期内有传染性吗？…………………………… 010

13.如何灭活新型冠状病毒？………………………… 011

14.如何预防新型冠状病毒感染？…………………… 012

15.咳嗽、打喷嚏时应注意什么？…………………… 014

16.哪些人容易感染新型冠状病毒？………………… 015

17.出现哪些症状需要尽快就医？…………………… 015

18.怀疑自己或家人感染新冠肺炎怎么办？………… 016

19.什么是密切接触者？……………………………… 017

20.什么是新冠肺炎的疑似病例？…………………… 018

21.什么是新冠肺炎的确诊病例？…………………… 019

22.目前新冠肺炎有哪些治疗手段?…………………… 020

23.新冠肺炎患者治愈出院标准是什么?……………… 031

24.新冠肺炎患者出院后需要注意什么?……………… 032

25.新冠肺炎预后怎么样?………………………………… 032

26.中医药如何预防新冠肺炎?…………………………… 033

27.特定行业人员如何预防新冠肺炎?………………… 038

家 庭 篇

28.居家人员怎样预防新型冠状病毒感染?…………… 043

29.出行人员怎样预防新型冠状病毒感染?…………… 045

30.怎样洗手才有效?……………………………………… 046

31.佩戴口罩有哪些原则?………………………………… 048

32.推荐的口罩类型及使用对象是怎样的?…………… 049

33.使用后的口罩如何处理?……………………………… 050

34.儿童佩戴口罩应注意什么?…………………………… 051

35.怀疑自己或家人得了新冠肺炎怎么办?…………… 052

36.什么情况下可以进行居家隔离观察?……………… 053

37.集中隔离需要注意哪些问题?………………………… 054

38.前往公共场所怎样预防新型冠状病毒感染?…… 057

39.到生鲜市场采购,怎样预防新型冠状病毒感染?…… 057

40.怎么做能够提高自己对抗病毒的免疫力?………… 058

41.什么是"三不三多三戴"?…………………………… 059

42.如何在家进行体育锻炼?……………………………… 060

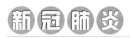

43.新型冠状病毒肺炎流行时,我们怎么吃才好?··············· 061

44.探视病人如何做好个人消毒?························· 062

45.私家车如何消毒?·································· 063

46.为什么患新冠肺炎的重症病人多为老年人?··············· 064

47.家有老人,需要注意什么?························· 064

48.老人饮食注意什么?······························ 065

49.老人患新冠肺炎,症状有何特别之处?················· 065

50.孕产妇居家如何防护新型冠状病毒感染?··············· 066

51.疫情流行期间应常规进行产科检查吗?················· 068

52.孕妇可以做胸部CT检查吗?························· 068

53.疫情流行期间,产检时间如何安排?··················· 069

54.疫情流行期间,临产前如何应对?··················· 070

55.哪些医疗机构可以接诊发热或疑似感染孕妇?··············· 071

56.哪些孕妇需要到发热门诊就诊?····················· 071

57.孕妇疑似病例的判断标准是什么?··················· 072

58.呼吸道病毒感染常规8项检测阳性,能排除新型冠状病毒
感染吗?······································· 073

59.孕妇可以服用抗病毒药洛匹那韦/利托那韦吗?············· 074

60.疫情流行期间,疑似或确诊孕产妇是否需要终止妊娠?······ 074

61.疫情流行期间,母乳喂养应注意什么?················· 076

62.疫情流行期间,产后发热要注意什么?················· 077

63.孕产妇感染新型冠状病毒是否会传染给胎儿或新生儿?······ 078

64.确诊或疑似感染新型冠状病毒的孕产妇所生新生婴儿应该
如何进行隔离?··································· 079

65.孕产妇确诊或疑似感染,其新生儿居家隔离期间应注意

什么?………………………………………………………… 080

66.孕产妇确诊或疑似感染,其新生儿居家隔离期间出现哪

些症状需要及时就诊?…………………………………… 081

67.哪些新生儿需要排查新型冠状病毒感染?……………… 082

68.无接触史新生儿是否需要排查新型冠状病毒感染,如何

观察?……………………………………………………… 083

69.儿童感染新型冠状病毒的途径有哪些?………………… 084

70.家长如何帮助儿童防护新型冠状病毒?………………… 085

71.孩子与疑似病人接触了怎么办?………………………… 089

72.非常时期孩子怎么吃?…………………………………… 090

73.如何判断孩子的发热是否为新型冠状病毒所致?……… 091

74.什么时候带孩子去医院?………………………………… 092

75.必须带孩子去医院,如何做好防护以及其他准备?…… 093

76.什么是无症状感染者?…………………………………… 094

分 众 篇

77.如何做好人员密集场所体温检测?……………………… 097

78.如何设置新冠肺炎密切接触者集中留观点?…………… 104

79.社区发热病人如何排查?………………………………… 115

80.如何设置社区发热病人集中留观点?…………………… 118

81.公共场所如何防控新冠肺炎?…………………………… 127

82.公共交通如何防控新冠肺炎?…………………………… 131

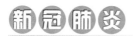

新冠肺炎
防控科普指南

83."三站一场一港口"如何防控新冠肺炎？……………… 136

84.小学及托幼机构如何防控新冠肺炎？……………… 142

85.大专院校、职业技术学校及初高级中学如何防控新冠

　肺炎？……………………………………………… 149

86.企事业等集体单位如何防控新冠肺炎？………… 155

87.养老机构如何防控新冠肺炎？…………………… 160

88.畜禽养殖、运输、屠宰场所，如何防控新冠肺炎？…… 166

89.农贸交易市场如何防控新冠肺炎？……………… 168

医 护 篇

90.医务人员在新冠肺炎诊疗期间如何做好防护措施？………… 175

91.使用过的防护用品如何处置？………………… 176

92.什么是一级防护？……………………………… 177

93.什么是二级防护？……………………………… 177

94.什么是三级防护？……………………………… 178

95.医务人员进入隔离病区如何穿戴防护用品？……… 179

96.医务人员离开隔离病区如何脱摘防护用品？……… 180

97.医务人员什么时候需要做好手卫生？…………… 181

98.什么情况下医务人员应该先洗手再消毒？………… 182

99.如何科学洗手、消毒？………………………… 183

100.医务人员如何做好面部防护？………………… 184

101.医疗机构何时进行消毒工作？………………… 185

102.医疗机构重点消毒对象有哪些？……………… 186

103.医疗机构如何进行空气消毒?…………………………… 187

104.医疗机构如何消毒地面、墙壁?………………………… 188

105.医疗机构如何消毒物体表面?…………………………… 189

106.医务人员如何进行皮肤、黏膜的消毒处理?………… 190

107.谁来进行医疗机构消毒处理?…………………………… 190

108.医疗机构如何消毒患者污染物?………………………… 191

109.医疗机构如何消毒患者衣物和被褥等纺织品?……… 192

110.医疗机构如何关注医务人员健康?……………………… 193

111.疫情期间,医疗机构如何处置医疗废物?…………… 194

112.医护人员离开病房或医院时会不会把病毒带出来?……… 198

— 心 理 篇 —

113.发生新冠肺炎后,为什么要进行心理干预?………… 201

114.易感人群及大众的心理如何调整?……………………… 202

115.无法出门的大众如何调整心态?………………………… 203

116.不愿公开就医的人群如何进行心理疏导?…………… 204

117.滞留外地的武汉人如何调整心态?……………………… 205

118.疑似患者的心理危机干预怎么开展?…………………… 206

119.隔离者及其家属的心理如何调整?……………………… 207

120.居家隔离的轻症患者如何进行心理疏导?…………… 208

121.确诊患者隔离治疗初期如何进行心理危机干预?……… 209

122.确诊患者隔离治疗期内如何调整心态?……………… 210

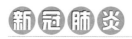
123.确诊患者发生呼吸窘迫、极度不安、表达困难时如何进行
心理疏导？⋯⋯⋯⋯⋯⋯⋯⋯⋯⋯⋯⋯⋯⋯⋯⋯⋯ 211

124.医务人员如何开展心理危机干预？⋯⋯⋯⋯⋯⋯⋯ 212

125.与患者密切接触者如何进行心理疏导？⋯⋯⋯⋯⋯ 213

126.因疫情去世人员的亲属心理如何调适？⋯⋯⋯⋯⋯ 214

法 规 篇

127.关于传染病的类别，我国法律是如何规定的？⋯⋯⋯⋯ 217

128.什么是传染病的"乙类管理、甲类防控"？⋯⋯⋯⋯⋯ 218

129.什么是突发公共卫生事件？⋯⋯⋯⋯⋯⋯⋯⋯⋯⋯ 219

130.在防控新冠肺炎疫情工作中，单位和个人有哪些义务？⋯⋯ 220

131.医疗机构如何处置新冠肺炎病人、疑似病人以及他们
的密切接触者？⋯⋯⋯⋯⋯⋯⋯⋯⋯⋯⋯⋯⋯⋯⋯ 222

132.对拒绝或者擅自脱离隔离治疗的病人、疑似病人应如
何处理？⋯⋯⋯⋯⋯⋯⋯⋯⋯⋯⋯⋯⋯⋯⋯⋯⋯⋯ 223

133.发现新冠肺炎病例时，疾病预防控制机构应采取哪些
措施？⋯⋯⋯⋯⋯⋯⋯⋯⋯⋯⋯⋯⋯⋯⋯⋯⋯⋯⋯ 224

134.对已经发生新冠肺炎病例的相关场所里的人员，可以
采取哪些措施？⋯⋯⋯⋯⋯⋯⋯⋯⋯⋯⋯⋯⋯⋯⋯ 225

135.在新冠肺炎暴发、流行区，地方政府可以采取哪些紧急
措施？⋯⋯⋯⋯⋯⋯⋯⋯⋯⋯⋯⋯⋯⋯⋯⋯⋯⋯⋯ 226

136.发生传染病时，在什么情况下可以实施交通卫生检疫？⋯⋯ 228

137.在火车、飞机等公共交通工具上发现新冠肺炎病人

怎么办?…………………………………………………………… 229

138.传染病暴发、流行时,各级政府可以采取哪些人员、

物资的征调措施?………………………………………………… 230

139.为了查找传染病病因,医疗机构可以怎么做?……………… 231

140.如何保障疫情防控所需器械、药品等物资的生产和供应?… 233

141.将新冠肺炎列入"检疫传染病"管理,对出入境人员

主要有哪些影响?………………………………………………… 235

142.出入境人员拒绝接受检疫或者抵制卫生监督,拒不

接受卫生处理的,其法律后果有哪些?……………………… 236

143.编造、故意传播虚假疫情信息的人,要承担什么法

律责任?…………………………………………………………… 237

144.对妨害新冠肺炎防控,不服从、不配合或者拒绝执

行有关政府决定、命令或者措施等行为,需要承担

哪些法律责任?…………………………………………………… 239

145.引起新冠肺炎传播或者有引起传播严重危险的,需

要承担刑事责任吗?……………………………………………… 241

146.对预防、控制野生动物可能造成的危害,法律法规

有何规定?………………………………………………………… 242

147.在防控新冠肺炎过程中,经营者的哪些行为属于价

格违法行为?……………………………………………………… 244

148.在防控新冠肺炎过程中,对经营者的价格违法行为

如何处罚?………………………………………………………… 246

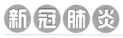

149.被新型冠状病毒病原体污染的水、场所和物品,须如何

　　处理?…………………………………………………… 248

误 区 篇

150.新型冠状病毒就是SARS病毒………………………… 251

151.吸烟后烟油覆盖在肺细胞表面上能阻挡新型冠状病毒……… 252

152.喝酒可以杀灭新型冠状病毒…………………………… 253

153.喝板蓝根和熏醋可以预防新型冠状病毒……………… 254

154.盐水漱口可以预防新型冠状病毒……………………… 255

155.吃维生素C可以帮助机体抵抗病毒…………………… 256

156.吃抗生素能预防新型冠状病毒感染…………………… 257

157.多戴几层口罩才能防住病毒…………………………… 258

158.吃大蒜胜过服用杀病毒的口腔药物…………………… 259

159.吃香蕉会得新型冠状病毒肺炎………………………… 260

160.香油滴鼻孔可阻断传染………………………………… 261

161.感冒时戴口罩将深色面朝外,没感冒时则反过来………… 262

162.口服抗病毒药物,如奥司他韦等,能预防新型冠状病毒

　　感染…………………………………………………… 263

163.人中涂风油精可预防呼吸道疾病……………………… 264

164.熏白醋能消毒空气……………………………………… 265

165.接种了流感疫苗后就不容易被新型冠状病毒感染,就

　　是被感染了情况也不会严重…………………………… 266

科普篇

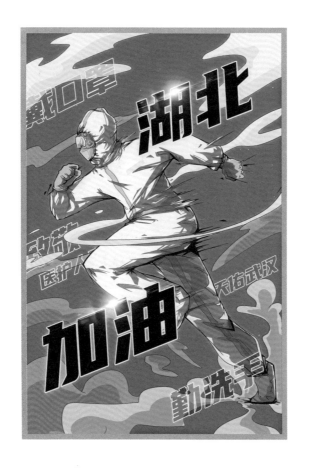

科学防控／战胜病毒／守护健康

抗疫总攻号角起，应收应治贯彻底。

小区封闭控源头，阻断传播不聚集。

封闭管理不封情，生活保障有社区。

配合排查不瞒报，齐心协力必胜利。

—— 湖北省新冠肺炎疫情防控指挥部

1.什么是冠状病毒？

冠状病毒是自然界广泛存在的一类病毒，因在电镜下观察该病毒形态类似王冠而得名。

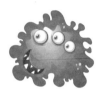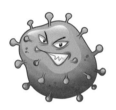

目前为止，发现冠状病毒仅感染脊椎动物，可引起人和动物呼吸系统、消化系统和神经系统疾病。

除目前发现的新型冠状病毒外，已知感染人的冠状病毒还有6种，其中4种在人群中较为常见，致病性较低，一般仅引起类似普通感冒的轻微呼吸道症状；另外2种是我们熟知的SARS病毒和MERS病毒。

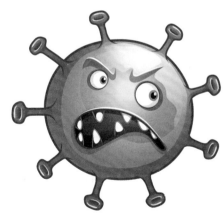

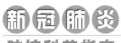

2.什么是新型冠状病毒？

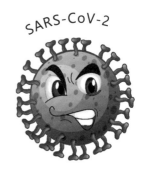

SARS-CoV-2

　　新型冠状病毒属于β属的冠状病毒，有包膜，颗粒呈圆形或椭圆形，常为多形性，直径60~140nm。2020年2月11日，国际病毒分类委员会宣布，新型冠状病毒正式分类名为严重急性呼吸综合征冠状病毒2（SARS-CoV-2）。

3.什么是新冠肺炎？

　　新冠肺炎是由2019年底发现的新型冠状病毒感染人体而引起的急性呼吸道传染病。

　　2020年2月7日，国家卫生健康委员会将"新型冠状病毒感染的肺炎"暂命名为"新型冠状病毒肺炎"，简称"新冠肺炎"；英文名为"novel coronavirus pneumonia"，简称"NCP"。

　　2020年2月11日，世界卫生组织总干事谭德塞宣布，将新型冠状病毒肺炎命名为COVID-19。

4.新冠肺炎主要有哪些症状？

（1）无症状患者。少数人感染后不发病，仅可在呼吸道中检测到病毒。

（2）一般症状患者。以发热、乏力、干咳为主要表现。少数伴有鼻塞、流涕、腹泻等症状。

（3）轻症患者。仅表现为低热、轻微乏力等，无肺炎表现。

（4）重症患者。多在发病1周后出现呼吸困难和/或低血氧症，严重者快速进展为急性呼吸窘迫综合征、脓毒症休克、难以纠正的代谢性酸中毒和出凝血功能障碍等情况。

值得注意的是重型、危重型患者病程中可为中低热，甚至无明显发热。

除以上发病症状外，还可能有以下一些"不典型"症状：

（1）消化系统症状为首发表现。如乏力、精神差、恶心呕吐、腹泻等。

（2）神经系统症状为首发表现。如头痛。

（3）心血管系统症状为首发表现。如心慌、胸闷等。

（4）眼科症状为首发表现。如结膜炎。

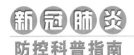

新冠肺炎
防控科普指南

5.如何区分感冒、流感和新冠肺炎？

（1）感冒。主要症状是鼻塞、流鼻涕、打喷嚏，无明显发热，体力、食欲无明显影响，没有明显的头痛、关节痛等症状，多数患者症状较轻，一般不引起肺炎症状。

（2）流感。临床表现以高热、畏寒、乏力、头痛、咳嗽、全身肌肉酸痛等全身症状为主，有时也可引起肺炎，但并不常见。

（3）新冠肺炎。以发热、乏力、干咳为主要表现。

少数患者伴有鼻塞、流涕、腹泻等症状。

部分患者仅表现为低热、轻微乏力等，无肺炎表现；少数感染者无明显临床症状，仅实验室检测阳性。

但值得关注的是重症、危重症患者病程中可为中低热，甚至无明显发热。

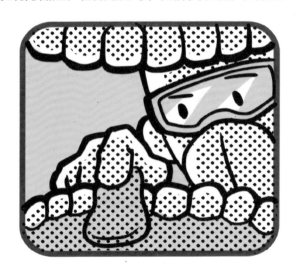

6.如何判断自己是否感染新冠肺炎？

　　以发热、干咳、乏力为主要表现。少数患者伴有鼻塞、流涕、咽痛、肌痛和腹泻等症状。是否被新型冠状病毒感染，需要医生根据发病前的活动情况、是否接触过可疑病例、实验室检测结果等信息来综合判断。

　　因此，一旦出现疑似新冠肺炎的症状，请不要恐慌，应做好个人防护并及时就医。

7.新型冠状病毒是如何传播的？

　　目前，新型冠状病毒主要的传播途径是呼吸道飞沫传播和密切接触传播。在相对封闭的环境中长时间暴露于高浓度气溶胶情况下存在经气溶胶传播的可能。

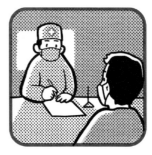

　　目前所见传染源主要是新型冠状病毒感染的患者。无症状感染者也可能成为传染源。

8.什么是飞沫传播？

在病人或病毒携带者呼气、打喷嚏、咳嗽或说话时，病原体经口鼻排出，易感者近距离接触并直接吸入后可导致感染。

9.什么是接触传播？

（1）直接接触。携带病原体的分泌物、血液、体液经黏膜或破损的皮肤进入人体，造成感染。

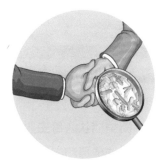

（2）间接接触。飞沫停留在物品表面，接触污染手后，再接触口腔、鼻腔、眼睛等处的黏膜，造成感染。

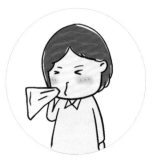

10.新型冠状病毒的致病性怎么样？

　　新型冠状病毒基因特征与SARS病毒和MERS病毒有明显区别。目前研究显示与蝙蝠SARS样冠状病毒同源性达85%以上。

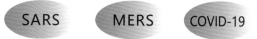

　　由于新型冠状病毒是新发现的病毒，相关特性还在观察和研究中，从目前情况来看，COVID-19病毒致病性比SARS病毒、MERS病毒要弱，但传染性更强。

　　从已经报道统计的发病人群情况来看，不同患者的症状表现不同。主要取决于不一样的传播途径、接触病毒的浓度及自身的抵抗力。

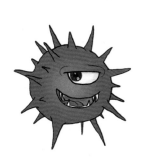
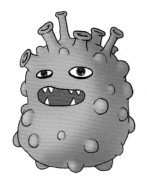

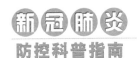

11.新型冠状病毒的潜伏期有多长？

基于目前的流行病学调查，潜伏期一般为1~14天，多为3~7天。

12.潜伏期内有传染性吗？

根据对病例初期的观察来看，新型冠状病毒在潜伏期也具有传染性。

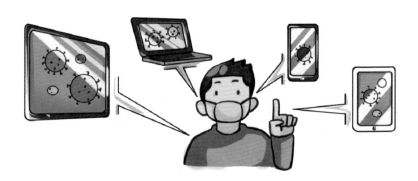

13.如何灭活新型冠状病毒？

新型冠状病毒对紫外线和热敏感，于56℃条件下，30分钟就能杀灭病毒；乙醚、医用酒精（75%乙醇）、含氯消毒剂、过氧乙酸和氯仿（三氯甲烷）类等脂溶剂均可有效灭活该病毒。

氯己定不能有效灭活病毒。

（1）皮肤消毒。可使用手消毒液、0.5%的碘伏或75%酒精擦拭消毒。（注：黏膜用碘伏或其他黏膜消毒剂）

（2）居家环境消毒。可选用含氯消毒剂（如84消毒液、漂白粉或其他含氯消毒粉/泡腾片）配制成有效氯浓度为250~500mg/L的溶液喷洒、擦拭或浸泡消毒。

（3）耐热物品。可采用煮沸15分钟的方法进行消毒。

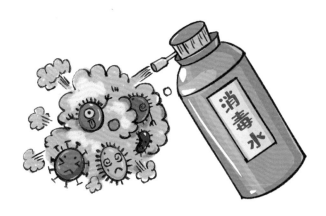

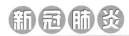

14. 如何预防新型冠状病毒感染？

（1）避免去疫情高发区。

（2）避免到人流密集的场所。避免到封闭、空气不流通的公共场所和人群聚集的地方，特别是儿童、老年人及免疫力低下人群。

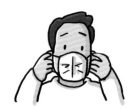

外出要佩戴医用外科口罩或医用防护口罩。

（3）加强开窗通风。居家每天都应该开窗通风2～3次，每次15～30分钟，加强空气流通，以有效预防呼吸道传染病。

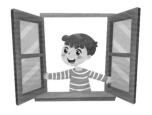

保持家具、餐具清洁，勤晒衣被。

（4）注意个人卫生。勤洗手，用流动的水和肥皂/皂液充分搓洗20秒以上；打喷嚏和咳嗽时应用纸巾或手肘部位（而不是双手）遮掩口鼻；不与他人共用毛巾、牙刷、剃须刀等日用品，不

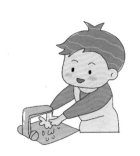

不随地吐痰，鼻涕和痰要用纸巾包好，丢进有盖的垃圾桶中。

（5）注意饮食卫生。不接触、购买和食用野生动物（即野味）；尽量避免前往售卖活体动物（禽类、海产品等）的市场；食用禽肉蛋奶时要充分煮熟；处理生食和熟食等的切菜板、刀具和存放用具要分开。

 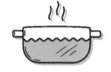

（6）及时观察就医。如果出现发热、乏力、干咳、气促等呼吸道感染症状，应佩戴好医用外科口罩及时就医。

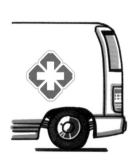 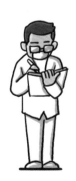 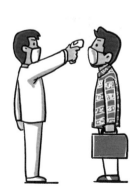

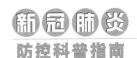

15.咳嗽、打喷嚏时应注意什么?

咳嗽和打喷嚏时,含有病毒的飞沫可散布到大约2m范围内的空气中,周围的人可因吸入这些飞沫而被感染。因此要注意以下几点:

(1)打喷嚏和咳嗽时应用纸巾或手肘部位(而不是双手)遮掩口鼻。

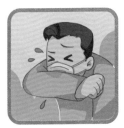

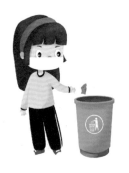

(2)把打喷嚏和咳嗽时用过的纸巾放入有盖的垃圾桶内。

(3)打喷嚏和咳嗽后最好用肥皂或洗手液彻底清洗双手。

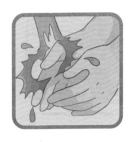

16.哪些人容易感染新型冠状病毒？

人群普遍易感。

新冠肺炎在免疫功能低下和免疫功能正常的人群中均可发生，与接触病毒的量有一定关系。

如果一次接触大量病毒，即使免疫功能正常，也可能患病。

免疫功能较差的人群，如老年人、孕产妇以及有基础性疾病者等，感染后病情进展相对较快，严重程度较高。

17.出现哪些症状需要尽快就医？

如果出现发热、咳嗽、胸闷、气促、呼吸困难、轻度纳差、乏力、恶心呕吐、腹泻、头痛、心慌、结膜炎、轻度四肢或腰背部肌肉酸痛等症状，应及时就医，同时告知医生发病前2周的居住史或旅行史，以便医生快速做出诊断。

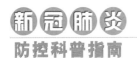

18.怀疑自己或家人感染新冠肺炎 怎么办？

　　自己或家人必须佩戴口罩，避免去公共场所，避免与他人近距离接触。

　　如果家人有疫区居住、旅游史或明确接触过患者及可疑患者，并出现了发热、咳嗽、胸闷、气促、呼吸困难、轻度纳差、乏力、恶心呕吐、腹泻、头痛、心慌、结膜炎、轻度四肢或腰背部肌肉酸痛等症状，应及时到当地卫生行政部门指定的医疗机构进行检查和诊治，在就医期间应全程佩戴医用外科口罩，以保护自己和他人。

　　就医时如实详细地告知接诊医生近期自己的症状，有无与新冠肺炎患者或疑似病例的接触史，近期是否去过疫情高发区，有无野生动物接触史等。

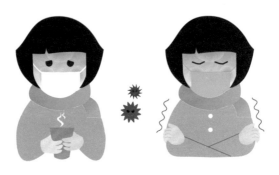

19.什么是密切接触者？

密切接触者指与疑似病例、临床诊断病例（仅限湖北省）、确诊病例发病后，无症状感染者检测阳性后，有如下接触情形之一，但未采取有效防护者：

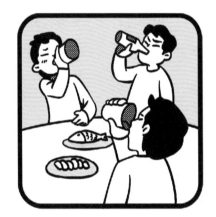

（1）共同居住、学习、工作或其他有密切接触的人员，如近距离工作、共用同一教室或在同一所房屋生活。

（2）诊疗、护理、探视病人的医护人员、家属或其他有类似近距离接触的人员，如到密闭环境中探视患者或停留，同病室的其他患者及其陪护人员。

（3）乘坐同一交通工具并有近距离接触的人员，包括在交通工具上提供照料、护理的人员、同行人员（家人、同事、朋友等），或经调查评估后有可能近距离接触病例和无症状感染者的其他乘客和乘务人员。

（4）现场调查人员调查后经评估认为其他符合密切接触者判断标准的人员。

20.什么是新冠肺炎的疑似病例?

　　根据现行诊疗方案,判断是否为疑似病例需要结合流行病学史和临床表现综合分析。

　　(1)流行病学史。

　　①发病前14天内有武汉市及周边地区,或其他有病例报告社区的旅行史或居住史。

　　②发病前14天内与新型冠状病毒感染者(核酸检测阳性者)有接触史。

　　③发病前14天内曾接触过来自武汉市及周边地区,或来自有病例报告社区的发热或有呼吸道症状的患者。

　　④聚集性发病。

　　(2)临床特点。

　　①发热和(或)呼吸道症状。

　　②具有上述新型冠状病毒肺炎影像学特征。

　　③发病早期白细胞总数正常或降低,或淋巴细胞计数减少。

　　有流行病学史中的任何一条,且符合临床表现中任意2条。

　　无明确流行病学史的,符合临床表现中的3条。

21.什么是新冠肺炎的确诊病例？

疑似病例同时具备以下病原学或血清学证据之一者：

（1）实时荧光RT-PCR检测新型冠状病毒核酸阳性。

（2）病毒基因测序，与已知的新型冠状病毒高度同源。

（3）血清新型冠状病毒特异性IgM抗体和IgG抗体阳性；血清新型冠状病毒特异性IgG抗体由阴性转为阳性或恢复期较急 性期4倍及以上升高。

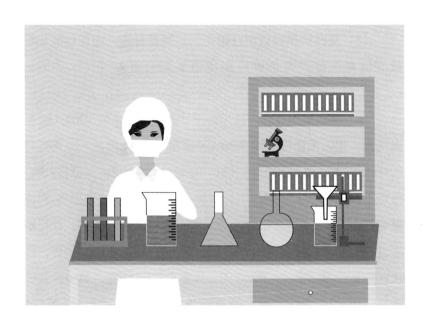

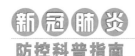

22.目前新冠肺炎有哪些治疗手段？

1）一般治疗。

（1）卧床休息，加强支持治疗，保证充分热量；注意水、电解质平衡，维持内环境稳定；密切监测生命体征、指氧饱和度等。

（2）根据病情监测血常规、尿常规、CRP、生化指标（肝酶、心肌酶、肾功能等）、凝血功能、动脉血气分析、胸部影像学等。有条件者可行细胞因子检测。

（3）及时给予有效氧疗措施，包括鼻导管、面罩给氧和经鼻高流量氧疗。有条件可采用氢氧混合吸入气（H_2/O_2：66.6%/33.3%）治疗。

（4）抗病毒治疗。可试用α-干扰素（成人每次500万U或相当剂量，加入灭菌注射用水2mL，每日2次雾化吸入）、洛匹那韦/利托那韦【成人200mg（50mg·粒），每次2粒，每日2次，疗程不超过10天】、利巴韦林（建议与干扰素或洛匹那韦/利托那韦联合应用，成人500mg/次，每日2~3次静脉输注，疗程不超过10天）、磷酸氯喹（18~65岁成人。体重大于50kg者，每次500mg，每日2次，疗程7天；体重小于50kg者，第一、二天每次500mg，每日2次，第三至第七天每次500mg，每日1

次）、阿比多尔（成人200mg，每日3次，疗程不超过10天）。
要注意上述药物的不良反应、禁忌证（如患有心脏疾病者禁用氯
喹）以及与其他药物的相互作用等问题。在临床应用中进一步评
价目前所试用药物的疗效。不建议同时应用3种及以上抗病毒药
物，出现不可耐受的毒副作用时应停止使用相关药物。 对孕产
妇患者的治疗应考虑妊娠周数，尽可能选择对胎儿影响较小的药
物，以及是否终止妊娠后再进行治疗等问题，并知情告知。

（5）抗菌药物治疗。避免盲目或不恰当使用抗菌药物，尤
其是联合使用广谱抗菌药物。

2）重型、危重型病例的治疗。

治疗原则：在对症治疗的基础上，积极防治并发症，治疗基
础疾病，预防继发感染，及时进行器官功能支持。

（1）呼吸支持。一是氧疗：重型患者应当接受鼻导管或面罩
吸氧，并及时评估呼吸窘迫和/或低氧血症是否缓解。二是高流量
鼻导管氧疗或无创机械通气：当患者接受标准氧疗后呼吸窘迫和
/或低氧血症无法缓解时，可考虑使用高流量鼻导管氧疗或无创通
气。若短时间（1~2小时）内病情无改善甚至恶化，应当及时进行
气管插管和有创机械通气。三是有创机械通气：采用肺保护性通
气策略，即小潮气量（6~8mL/kg理想体重）和低水平气道平台

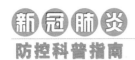
压力（≤30cmH₂O）进行机械通气，以减少呼吸机相关肺损伤。在保证气道平台压≤35cmH₂O时，可适当采用高PEEP，保持气道温化湿化，避免长时间镇静，早期唤醒患者并进行肺康复治疗。较多患者存在人机不同步，应及时使用镇静剂以及肌松剂。根据气道分泌物情况，选择密闭式吸痰，必要时行支气管镜检查采取相应治疗。

（2）挽救治疗。对于严重ARDS患者，建议进行肺复张。在人力资源充足的情况下，每天应当进行12小时以上的俯卧位通气。俯卧位机械通气效果不佳者，如条件允许，应当尽快考虑体外膜肺氧合（ECMO）。其相关指征：①在FiO₂>90%时，氧合指数小于80mmHg，持续3~4小时以上；②气道平台压≥35cmH₂O。单纯呼吸衰竭患者，首选VV-ECMO模式；若需要循环支持，则选用VA-ECMO模式。在基础疾病得以控制，心肺功能有恢复迹象时，可开始撤机试验。

（3）循环支持。在充分液体复苏的基础上，改善微循环，使用血管活性药物，密切监测患者血压、心率和尿量的变化，以及动脉血气分析中乳酸和碱剩余，必要时进行无创或有创血流动力学监测，如超声多普勒法、超声心动图、有创血压或持续心排血量（PiCCO）监测。在救治过程中，注意液体平衡策略，避免过量和不足。

如果发现患者心率突发增加大于基础值的20%或血压下降大约基础值20%以上时，若伴有皮肤灌注不良和尿量减少等表现时，应密切观察患者是否存在脓毒症休克、消化道出血或心功能衰竭等情况。

（4）肾功能衰竭和肾替代治疗。危重症患者的肾功能损伤应积极寻找导致肾功能损伤的原因，如低灌注和药物等因素。对于肾功能衰竭患者的治疗应注重体液平衡、酸碱平衡和电解质平衡，在营养支持治疗方面应注意氮平衡、热量和微量元素等补充。重症患者可选择连续性肾替代治疗（CRRT）。其指征包括：高钾血症、酸中毒、肺水肿或水负荷过重、多器官功能不全时的液体管理。

（5）康复者血浆治疗。适用于病情进展较快、重型和危重型患者。用法用量参考《新冠肺炎康复者恢复期血浆临床治疗方案（试行第二版）》。

（6）血液净化治疗。血液净化系统包括血浆置换、吸附、灌流、血液/血浆滤过等，能清除炎症因子，阻断"细胞因子风暴"，从而减轻炎症反应对机体的损伤，可用于重型、危重型患者细胞因子风暴早中期的救治。

（7）免疫治疗。对于双肺广泛病变者及重型患者，且实验室检测IL-6水平升高者，可试用托珠单抗治疗。首次剂量

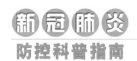
4~8mg/kg，推荐剂量为400mg、0.9%生理盐水稀释至100mL，输注时间大于1小时；首次用药疗效不佳者，可在12小时后追加应用1次（剂量同前），累计给药次数最多为2次，单次最大剂量不超过800mg。注意过敏反应，有结核等活动性感染者禁用。

（8）其他治疗措施。对于氧合指标进行性恶化、影像学进展迅速、机体炎症反应过度激活状态的患者，酌情短期内（3~5日）使用糖皮质激素，建议剂量不超过相当于甲泼尼龙1~2mg/（kg·d），应当注意较大剂量糖皮质激素由于免疫抑制作用，会延缓对冠状病毒的清除；可静脉给予血必净100mL/次，每日2次治疗；可使用肠道微生态调节剂，维持肠道微生态平衡，预防继发细菌感染。儿童重型、危重型病例可酌情考虑给予静脉滴注丙种球蛋白。患有重型或危重型新型冠状病毒肺炎的孕妇应积极终止妊娠，剖宫产为首选。患者常存在焦虑恐惧情绪，应当加强心理疏导。

3）中医治疗。

本病属于中医"疫"病范畴，病因为感受"疫戾"之气，各地可根据病情、当地气候特点以及不同体质等情况，参照下列方案进行辨证论治。涉及超药典剂量，应当在医师指导下使用。

（1）医学观察期。

临床表现1：乏力伴胃肠不适。

推荐中成药：藿香正气胶囊（丸、水、口服液）

临床表现2：乏力伴发热。

推荐中成药：金花清感颗粒、连花清瘟胶囊（颗粒）、疏风解毒胶囊（颗粒）。

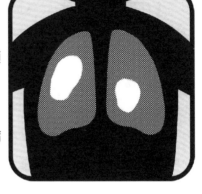

（2）临床治疗期（确诊病例）。

①清肺排毒汤。

适用范围：适用于轻型、普通型、重型患者，在危重型患者救治中可结合患者实际情况合理使用。

基础方剂：麻黄9g、炙甘草6g、杏仁9g、生石膏15～30g（先煎）、桂枝9g、泽泻9g、猪苓9g、白术9g、茯苓15g、柴胡16g、黄芩6g、姜半夏9g、生姜9g、紫菀9g、冬花9g、射干9g、细辛6g、山药12g、枳实6g、陈皮6g、藿香9g。

服法：传统中药饮片，水煎服。每天1服，早晚2次（饭后40分钟），温服，3服一个疗程。

如有条件，每次服完药可加服大米汤半碗，舌干津液亏虚者可多服至1碗。（注：如患者不发热则生石膏的用量要小，

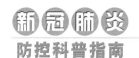

发热或壮热可加大生石膏用量）。若症状好转而未痊愈则服用第二个疗程，若患者有特殊情况或其他基础病，第二个疗程可以根据实际情况修改处方，症状消失则停药。

②轻型。

●寒湿郁肺证。

临床表现：发热，乏力，周身酸痛，咳嗽，咯痰，胸紧憋气，纳呆，恶心，呕吐，大便粘腻不爽。舌质淡胖齿痕或淡红，苔白厚腐腻或白腻，脉濡或滑。

推荐处方：生麻黄6g、生石膏15g、杏仁9g、羌活15g、葶苈子15g、贯众9g、地龙15g、徐长卿15g、藿香15g、佩兰9g、苍术15g、云苓45g、生白术30g、焦三仙各9g、厚朴15g、焦槟榔9g、煨草果9g、生姜15g。

服法：每日1剂，水煎600mL，分3次服用，早中晚各1次，饭前服用。

●湿热蕴肺证。

临床表现：低热或不发热，微恶寒，乏力，头身困重，肌肉酸痛，干咳痰少，咽痛，口干不欲多饮，或伴有胸闷脘痞，无汗或汗出不畅，或见呕恶纳呆，便溏或大便粘滞不爽。舌淡红，苔白厚腻或薄黄，脉滑数或濡。

推荐处方：槟榔10g、草果10g、厚朴10g、知母10g、黄芩10g、柴胡10g、赤芍10g、连翘15g、青蒿10g（后下）、苍术10g、大青叶10g、生甘草5g。

服法：每日1剂，水煎400mL，分2次服用，早晚各1次。

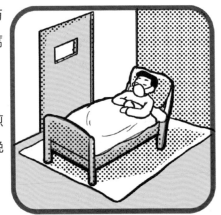

③普通型。

●湿毒郁肺证。

临床表现：发热，咳嗽痰少，或有黄痰，憋闷气促，腹胀，便秘不畅。舌质暗红，舌体胖，苔黄腻或黄燥，脉滑数或弦滑。

推荐处方：生麻黄6g、苦杏仁15g、生石膏30g、生薏苡仁30g、茅苍术10g、广藿香15g、青蒿草12g、虎杖20g、马鞭草30g、干芦根30g、葶苈子15g、化橘红15g、生甘草10g。

服法：每日1剂，水煎400mL，分2次服用，早晚各1次。

●寒湿阻肺证。

临床表现：低热，身热不扬，或未热，干咳，少痰，倦怠乏力，胸闷，脘痞，或呕恶，便溏。舌质淡或淡红，苔白或白腻，脉濡。

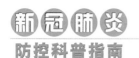
推荐处方：苍术15g、陈皮10g、厚朴10g、藿香10g、草果6g、生麻黄6g、羌活10g、生姜10g、槟榔10g。

服法：每日1剂，水煎400mL，分2次服用，早晚各1次。

④重型。

●疫毒闭肺证。

临床表现：发热面红，咳嗽，痰黄粘少，或痰中带血，喘憋气促，疲乏倦怠，口干苦粘，恶心不食，大便不畅，小便短赤。舌红，苔黄腻，脉滑数。

推荐处方：生麻黄6g、杏仁9g、生石膏15g、甘草3g、藿香10g（后下）、厚朴10g、苍术15g、草果10g、法半夏9g、茯苓15g、生大黄5g（后下）、生黄芪10g、葶苈子10g、赤芍10g。

服法：每日1～2剂，水煎服，每次100～200mL，一日2~4次，口服或鼻饲。

●气营两燔证。

临床表现：大热烦渴，喘憋气促，谵语神昏，视物错瞀，或发斑疹，或吐血、衄血，或四肢抽搐。舌绛少苔或无苔，脉沉细数，或浮大而数。

推荐处方：生石膏30～60g（先煎）、知母30g、生地30～60g、水牛角30g（先煎）、赤芍30g、玄参30g、连翘15g、丹皮15g、黄连6g、竹叶12g、葶苈子15g、生甘草6g。

服法：每日1剂，水煎服，先煎石膏、水牛角后下诸药，每次100~200mL，每日2~4次，口服或鼻饲。

推荐中成药：喜炎平注射液、血必净注射液、热毒宁注射液、痰热清注射液、醒脑静注射液。功效相近的药物根据个体情况可选择1种，也可根据临床症状联合使用两种。中药注射剂可与中药汤剂联合使用。

⑤危重型（内闭外脱证）。

临床表现：呼吸困难、动辄气喘或需要机械通气，伴神昏，烦躁，汗出肢冷，舌质紫暗，苔厚腻或燥，脉浮大无根。

推荐处方：人参15g、黑顺片10g（先煎）、山茱萸15g，送服苏合香丸或安宫牛黄丸。

出现机械通气伴腹胀便秘或大便不畅者，可用生大黄5~10g。出现人机不同步情况，在镇静剂和肌松剂使用的情况下，可用生大黄5~10g和芒硝5~10g。

推荐中成药：血必净注射液、热毒宁注射液、痰热清注射液、醒脑静注射液、参附注射液、生脉注射液、参麦注射液。功效相近的药物根据个体情况可选择一种，也可根据临床症状联合使用两种。中药注射剂可与中药汤剂联合使用。

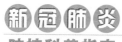
注：重型和危重型中药注射剂推荐用法。

中药注射剂的使用遵照药品说明书从小剂量开始、逐步辨证调整的原则，推荐用法如下：

病毒感染或合并轻度细菌感染：0.9％氯化钠注射液250mL加喜炎平注射液100mg，每天2次，或0.9％氯化钠注射液250mL加热毒宁注射液20mL，或0.9％氯化钠注射液250mL加痰热清注射液40mL，每天2次。

高热伴意识障碍：0.9％氯化钠注射液250mL加醒脑静注射液20mL，每天2次。

全身炎症反应综合征或/和多脏器功能衰竭：0.9％氯化钠注射液250mL加血必净注射液100mL，每天2次。

免疫抑制：0.9％氯化钠注射液250mL加参麦注射液100mL，每天2次。

休克：0.9％氯化钠注射液250mL加参附注射液100mL，每天2次。

⑥恢复期。

●肺脾气虚证。

临床表现：气短，倦怠乏力，纳差呕恶，痞满，大便无力，便溏不爽。舌淡胖，苔白腻。

推荐处方：法半夏9g、陈皮10g、党参15g、炙黄芪

30g、炒白术10g、茯苓15g、藿香10g、砂仁6g（后下）、甘草6g。

服法：每日1剂，水煎400mL，分2次服用，早晚各1次。

●气阴两虚证。

临床表现：乏力，气短，口干，口渴，心悸，汗多，纳差，低热或不热，干咳少痰。舌干少津，脉细或虚无力。

推荐处方：南北沙参各10g、麦冬15g、西洋参6g，五味子6g、生石膏15g、淡竹叶10g、桑叶10g、芦根15g、丹参15g、生甘草6g。

服法：每日1剂，水煎400mL，分2次服用，早晚各1次。

23.新冠肺炎患者治愈出院标准是什么？

（1）体温恢复正常3天以上。

（2）呼吸道症状明显好转。

（3）肺部影像学显示急性渗出性病变明显改善。

（4）连续两次痰、鼻咽拭子等呼吸道标本核酸检测阴性（采样时间至少间隔24小时）。

满足以上条件者可出院。

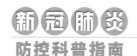

24.新冠肺炎患者出院后需要注意什么？

（1）定点医院要做好与患者居住地基层医疗机构间的联系，共享病历资料，及时将出院患者信息推送至患者辖区或居住地居委会和基层医疗卫生机构。

（2）患者出院后，建议应继续进行14天的隔离管理和健康状况监测，佩戴口罩，有条件的居住在通风良好的单人房间，减少与家人的近距离密切接触，分餐饮食，做好手卫生，避免外出活动。

（3）建议在出院后第2周、第4周到医院随访、复诊。

25.新冠肺炎预后怎么样？

多数患者预后良好，已经有一部分患者，经过积极治疗，战胜了病毒，成功被治愈。

但免疫功能较差的人群，例如老年人、伴有严重基础疾病如糖尿病、冠心病等及存在肝肾功能障碍的人群，病情进展相对更快，严重程度较高，这部分患者中一部分可能病情危重，甚至死亡。

26.中医药如何预防新冠肺炎？

《黄帝内经》"正气存内，邪不可干"，强调提高免疫力和抗病能力；"避其毒气"则是强调如何防止病邪侵袭。

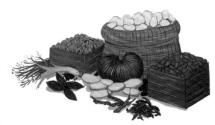

中医更强调治未病，强调未病先防、防重于治。

对于目前居家的广大群众，做到以下几点，有益于有效预防新冠肺炎。

（1）保证充足睡眠。保证每天7～8小时充足睡眠，在午夜12:00左右让身体进入睡眠状态。良好的睡眠不仅有利于恢复体力，还能有效提升人体的免疫系统，增强抗病能力，大大减少病菌侵袭的概率。

（2）使用中医药方法提升抗病能力。

①养成睡前温水泡脚的习惯。艾叶30g或花椒20～30g（足部皮肤有破损者慎用），煎水后加温水适量泡足15～30分钟，以额头微微出汗为度。

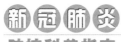

单纯温水泡足，长期坚持，既有利于睡眠，又能改善足部微循环，提升免疫力。

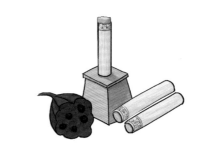

②艾灸。每日艾灸足三里、上巨虚、地机三个穴位（上巨虚管大肠；肺与大肠相表里；地机管脾胃），以温阳散寒除湿、健脾和胃；每次每个穴位艾灸2分钟，以免一个穴位灸时间过长导致上火。

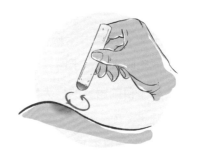

③中药香囊。用艾绒、**佩兰叶**做成香囊放在枕边，因这些中药具有芳香辟秽之功效。新冠肺炎**中医辨证病因为湿毒之邪**，因此芳香化浊的中药有预防作用。

④洗热水澡。确保隔日或外出后热水冲浴。一方面清除可能携带的病菌，另一方面促进身体血液循环，提升抗病能力，特别是重点淋浴自颈椎大椎穴至尾椎一段，此分区为太阳经、督脉经所在，可有效刺激、提升经脉活力。

（3）可选择服用中药茶饮方，起预防作用。

①中药茶饮方。

●生黄芪10g、沙参10g、桔梗10g、生甘草10g、连翘10g、苍术10g。煎汤代茶，每日1服，共7服。

●苏叶6g、藿香叶6g、陈皮9g、草果6g、生姜片3～6片。煎汤代茶，每日1服，共7服。

②中成药预防。

●藿香正气胶囊（丸、水、口服液），剂量按说明书减半，连续服用1周。此方适合于舌苔厚、平素湿气较重体质者。

●金叶败毒胶囊，剂量按说明书减半，连续服用1周。适用舌苔偏黄，平素易上火者。

●出现咽痛口干不适，连花清瘟胶囊、金花清感颗粒可以使

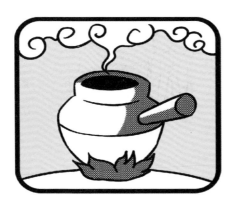

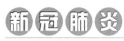
用，也可适量含服咽喉片。

（4）锻炼身体，调摄情志。应克服恐惧心理，保持乐观心态。除选择适合自己的室内锻炼方式外，可练习八段锦、太极拳等养生功提高抗病能力。

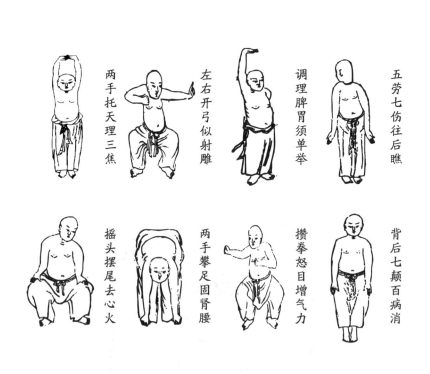

养生八段锦

（5）合理膳食。因此次新冠肺炎病邪为湿毒之邪，居家养生应避免寒凉食品，不直接从冰箱中取物食用、饮用；多进温热饮食，例如适量进食鸡汤、牛羊肉汤，有助于温阳散寒除湿，调理脾胃，提高机体抗病能力。

（6）病愈康复。病情痊愈后应居家休息，清淡饮食，适度运动，锻炼身体，提升抗病能力，防止病后复发。

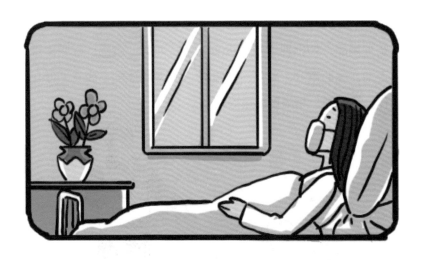

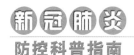

27.特定行业人员如何预防新冠肺炎？

（1）对于公共交通工具司乘人员、出租车司机、公共场所服务人员、武警、交警、安保人员、媒体记者、快递人员等行业人员。因日常接触人员较多，存在感染风险，其所在单位应为其配置一次性医用外科口罩或KN95/N95防护口罩，以及手消毒液、消毒纸巾、体温计等物品，并做好工作环境的日常清洁与消毒。工作期间，应做好个人防护，规范佩戴口罩上岗。口罩在变形、破损、浸湿或弄脏时需及时更换。注意保持手卫生，用洗手液或香皂及流水洗手，或者使用免洗洗手液。每日至少2次测量体温。一般情况下，不必穿戴防护服、防护面罩等防护用品。如出现可疑症状(如发热、咳嗽、胸闷、呼吸困难、乏力、恶心呕吐、腹泻、结膜炎、肌肉酸痛等)，应立即停止工作，早诊断、早隔离、早治疗。

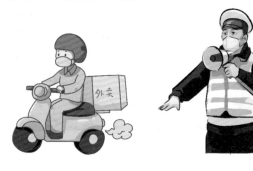

（2）对于隔离病区工作人员、医学观察场所工作人员、疑似和确诊病例转运人员。建议穿戴工作服、一次性工作帽、一次性手套、医用一次性防护服、医用防护口罩或动力送风过滤式呼吸器、防护面屏或护目镜、工作鞋或胶靴、防水靴套等。

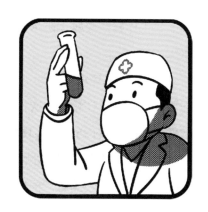

（3）对于流行病学调查人员。开展密切接触者调查时，穿戴一次性工作帽、医用外科口罩、工作服、一次性手套，与被调查对象保持1m以上距离。开展疑似和确诊病例调查时，建议穿戴工作服、一次性工作帽、一次性手套、医用一次性防护服、KN95/N95口罩或医用防护口罩、防护面屏或护目镜、工作鞋或胶靴、防水靴套等，对疑似和确诊病例也可考虑采取电话或视频方式进行流行病学调查。

（4）对于标本采集人员、生物安全实验室工作人员。建议穿戴工作服、一次性工作帽、双层手套、医用一次性防护服、KN95/N95口罩或医用防护口罩或动力送风过滤式呼吸器、防护

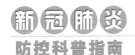

面屏、工作鞋或胶靴、防水靴套。必要时，可加穿防水围裙或防水隔离衣。

（5）对于环境清洁消毒人员、遗体处理人员。建议穿戴工作服、一次性工作帽、一次性手套和长袖加厚橡胶手套、医用一次性防护服、KN95/N95口罩或医用防护口罩、工作鞋或胶靴、防水靴套、防水围裙或防水隔离衣等。环境清洁消毒人员使用动力送风过滤式呼吸器时，根据消毒剂种类选配尘毒组合的滤毒盒或滤毒罐，做好消毒剂等化学品的防护。

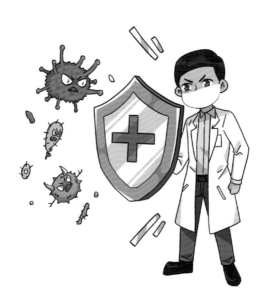

家庭篇

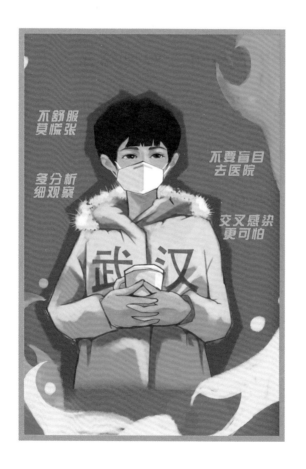

科学防控 / 战胜病毒 / 守护健康

室外天气虽好，四周病毒不少。

疫情依然严重，防控不可放松。

孤独两星期，热闹一辈子。

戴口罩福星高照，不串门福气临门。

—— 湖北省新冠肺炎疫情防控指挥部

28.居家人员怎样预防新型冠状病毒感染？

（1）尽量不要外出活动。不串门、不聚集，尽量在家休息。减少到人员密集的公共场所活动，尤其是相对封闭、空气流动差的场所，例如影院、网吧、KTV、商场、车站、机场、码头和展览馆等。

（2）做好个人防护和手卫生。家庭置备体温计、口罩、家用消毒用品等物品。未接触过疑似或确诊患者且外观完好、无异味或脏污的口罩，回家后可放置于居室通风干燥处，以备下次使用。需要丢弃的口罩，按照生活垃圾分类的要求处理。随时保持手卫生，从公共场所返回、咳嗽手捂之后、饭前便后，用洗手液或香皂、流水洗手，或者使用免洗洗手液。不确定手是否清洁时，避免用手接触口、鼻、眼。打喷嚏或咳嗽时，用手肘处遮住口鼻。

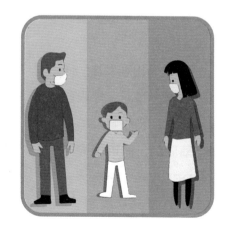

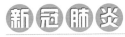
（3）保持良好的生活习惯。居室整洁，勤开窗，经常通风，定时消毒。平衡膳食，均衡营养，适度运动，充分休息。不随地吐痰，口鼻分泌物用纸巾包好，弃置于有盖垃圾箱内。

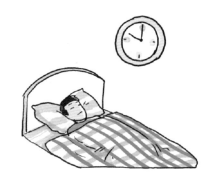

（4）主动做好个人与家庭成员的健康监测，自觉发热时要主动测量体温。家中有小孩的，要早晚测量体温。

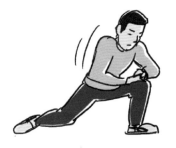

（5）若出现发热、咳嗽、咽痛、胸闷、呼吸困难、乏力、恶心呕吐、腹泻、结膜炎、肌肉酸痛等可疑症状，应根据病情，及时到医疗机构就诊。

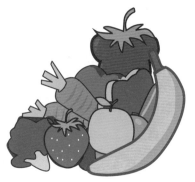

29.出行人员怎样预防新型冠状病毒感染？

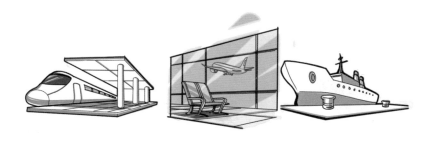

（1）日常生活与工作出行人员，外出前往超市、餐馆等公共场所和乘坐公共交通工具时，要佩戴口罩，尽量减少与他人的近距离接触。

（2）出现可疑症状须到医疗机构就诊时，应佩戴口罩，可选用医用外科口罩，尽量避免乘坐地铁、公交车等交通工具。避免前往人群密集的场所。就诊时应主动告知医务人员相关疾病流行地区的旅行居住史，以及与他人接触情况，配合医疗卫生机构开展相关调查。

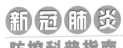

　　(3) 远距离出行人员，须事先了解目的地是否为疾病流行地区。如必须前往疾病流行地区，应事先配备口罩、便携式免洗洗手液、体温计等必要物品。旅行途中，尽量减少与他人的近距离接触，在人员密集的公共交通场所和乘坐交通工具时要佩戴医

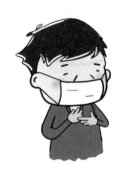

用口罩或KN95/N95口罩。口罩在变形、弄湿或弄脏导致防护性能降低时需及时更换。妥善保留赴疾病流行地区时公共交通票据信息，以备查询。从疾病流行地区返回，应尽快到所在社区居民委员会、村民委员会进行登记并进行医学观察，医学观察期限为离开疾病流行地区后14天。医学观察期间进行体温、体征等状况监测，尽量做到单独居住或居住在通风良好的单人房间，减少与家人的密切接触。

30.怎样洗手才有效？

　　以下情况需要洗手：饭前饭后；便前便后；吃药之前；接触过血液、泪液、鼻涕、痰液和唾液之后；做完扫除工作之后；接

触钱币之后；接触别人之后；在室外玩耍沾染了脏东西之后；户外运动、作业、购物之后；抱孩子之前；与患者接触后、接触过传染物的更要严格消毒清洗；触摸眼、口、鼻前要洗手；戴口罩前及除口罩后应洗手；接触公用物件如扶手、门柄、电梯按钮、公共电话后要洗手；从外面回家后要洗手。

洗手时，要注意用流动水和使用肥皂（或洗手液）洗，揉搓的时间不少于20秒。为了方便记忆，揉搓步骤可简单归纳为七字口诀：内—外—夹—弓—大—立—腕。

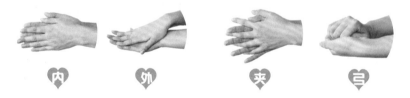

①掌心对掌心搓揉　②手指交叉、掌心对手背搓揉　③手指交叉、掌心对掌心搓揉　④双手互握搓揉手指

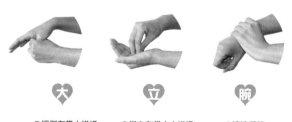

⑤拇指在掌中搓揉　⑥指尖在掌心中搓揉　⑦清洗手腕

七步洗手法

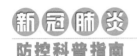

31.佩戴口罩有哪些原则？

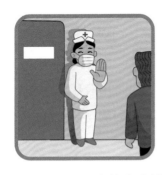

基本原则是科学合理佩戴，规范使用，有效防护。具体如下：

（1）在非疫区空旷且通风场所不需要佩戴口罩，进入人员密集或密闭公共场所需要佩戴口罩。

（2）在疫情高发地区空旷且通风场所建议佩戴一次性使用医用口罩；进入人员密集或密闭公共场所佩戴医用外科口罩或颗粒物防护口罩。

（3）有疑似症状到医院就诊时，须佩戴不含呼气阀的颗粒物防护口罩或医用防护口罩。

（4）有呼吸道基础疾病患者须在医生指导下使用防护口罩。年龄极小的婴幼儿不能戴口罩，易引起窒息。

（5）棉纱口罩、海绵口罩和活性炭口罩对预防病毒感染无作用。

（6）N95口罩佩戴一次不能超过4小时，否则会引起肺部不适。

32.推荐的口罩类型及使用对象是怎样的？

（1）一次性使用医用口罩。推荐公众在非人员密集的公共场所使用。

（2）医用外科口罩。防护效果优于一次性使用医用口罩，推荐疑似病例、公共交通司乘人员、出租车司机、环卫工人、公共场所服务人员等在岗期间佩戴，建议一般人群出入人群密集场所期间佩戴。

（3）KN95/N95口罩。防护效果优于医用外科口罩、一次性使用医用口罩，推荐现场调查、采样和检测人员使用，公众在人员高度密集场所或密闭公共场所也可佩戴。

（4）医用防护口罩。推荐发热门诊、隔离病房医护人员及确诊患者转移时佩戴。

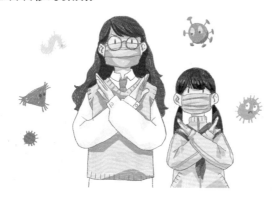

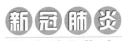

33.使用后的口罩如何处理?

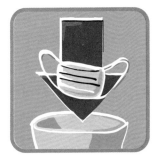

（1）普通人群佩戴过的口罩，没有新型冠状病毒传播的风险，使用后，按照生活垃圾分类的要求，丢入"其他垃圾"桶处理，严禁回收及分拣。

（2）对于存在发热、咳嗽、咳痰、打喷嚏症状的人，或接触过此类人群的人，可将废弃口罩丢入垃圾袋，再使用5％的84消毒液按照1：99配比后，洒至口罩上进行处理。如无消毒液可使用密封袋或保鲜袋，将废弃口罩密封后丢入"其他垃圾"桶。

（3）疑似病例或确诊患者佩戴的口罩，不可随意丢弃，应视作医疗废弃物，严格按照医疗废弃物有关流程处理。

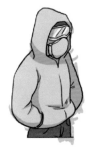 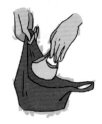 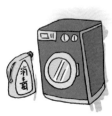

34.儿童佩戴口罩应注意什么？

建议儿童选用符合国家标准GB 2626—2006 N95等级口罩，并标注"儿童或青少年颗粒物防护口罩"的产品。儿童使用口罩须注意以下事项。

（1）儿童在佩戴前，须在家长帮助下，认真阅读并正确理解使用说明，以掌握正确使用呼吸防护用品的方法。

（2）家长应随时关注儿童口罩佩戴情况，如儿童在佩戴口罩过程中感觉不适，应及时调整或停止使用。

（3）因儿童脸型较小，与成人口罩边缘无法充分密合，不建议儿童佩戴具有密合性要求的成人口罩。

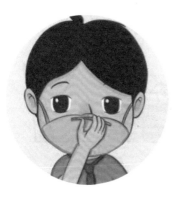
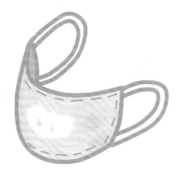

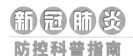

35.怀疑自己或家人得了新冠肺炎怎么办？

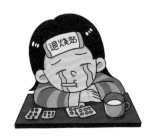

如果怀疑自己可能受到新型冠状病毒的感染，就不要去上班或上学，也不要到人群密集的地方，与家人保持好距离，做好个人卫生，戴好口罩及时到社区接受排查，根据要求集中隔离或到指定医院发热门诊就诊，并主动告知医生接触过哪些人。

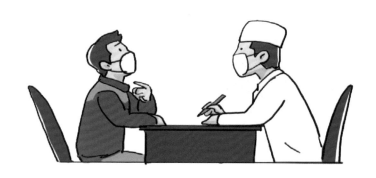

36.什么情况下可以进行居家隔离观察？

　　（1）密切接触者或者可疑暴露者，在没有出现症状时，须进行隔离医学观察。

　　（2）如果14天内无疾病流行区的居住史或旅行史，也没有与可疑症状者进行密切接触，但出现发热、咳嗽、乏力、腹泻、头痛等症状，症状轻微或没有潜在的慢性疾病，经咨询医生，家庭环境适宜时，可先进行居家隔离。

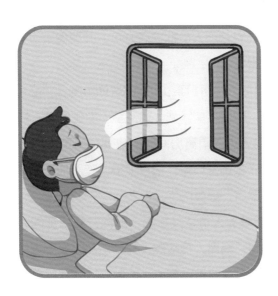

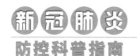

37.集中隔离需要注意哪些问题？

采取集中隔离观察的期限为自最后一次与确诊病例或疑似感染者发生无有效防护的接触后14天。

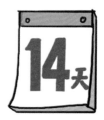

（1）隔离人员应相对独立地居住一间房，保持室内通风，拒绝一切探访，做好隔离房间的清洁与消毒工作，避免交叉感染。观察期间不得外出，如果必须外出，经医学观察管理人员批准后方可，并要佩戴医用外科口罩，避免去人群密集场所。

（2）隔离人员每日至少进行2次体温测定，尽量减少与他人的密切接触，确保共享区域（如浴室、卫生间等）的通风良好。

（3）他人进入隔离房间时，应规范佩戴KN95/N95口罩，其间不要触碰和调整口罩。口罩变湿、变脏时，立即更换。佩戴前与摘取口罩后，都要洗手。

（4）与隔离人员直接接触，或离开隔离房间后，需要及时做好清洁消毒；隔离人员咳嗽、打喷嚏时，需要佩戴医用口罩，或者用纸巾及弯曲的手肘掩护，咳嗽和打喷嚏后立即进行双手清洁。直接丢弃用来捂住口鼻的材料。双手清洁。直接丢弃用来捂住口鼻的材料。

（5）隔离人员的体温计、牙刷、香烟、餐具、食物、饮料、毛巾、浴巾、床单、手机等应单用。餐具使用后可煮沸15分钟进行消毒，或使用一次性餐具，使用后消毒丢弃。

（6）戴好一次性手套、穿好保护性衣物再去清洁和触碰被分泌物污染的物体表面、衣物或床品，避免直接接触隔离人员的人体分泌物，特别是口部或呼吸道分泌物以及粪便等。

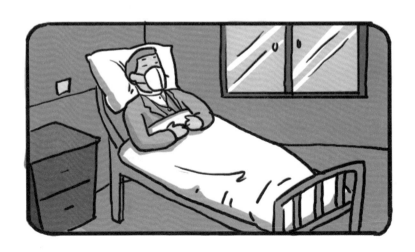

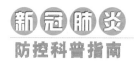
（7）及时进行物品消毒，使用250～500mg/L含氯消毒液或100mg/L二氧化氯消毒液进行擦拭消毒，每天2次清洁、消毒经常触碰的物品，如床头柜、床架、门把手、照明开关、水龙头及其他卧室家具。每天用有效氯1000～2000mg/L含氯消毒剂，对物体表面（包括家庭桌面、台面、地面、浴室和厕所表面等）进行一次消毒，还要对隔离人员使用的马桶或痰盂、便盆进行擦拭消毒或浸泡消毒。

（8）单独清洗隔离人员污染的床品、衣物。清洗前不要甩动污染衣物，避免直接接触皮肤和自己的衣服。清洗时可用500mg/L含氯消毒液浸泡后再放入洗衣袋，使用普通洗衣皂和清水清洗病人衣物、床单、浴巾、毛巾等，或者用洗衣机以60～90℃热水和普通家用洗衣液清洗。

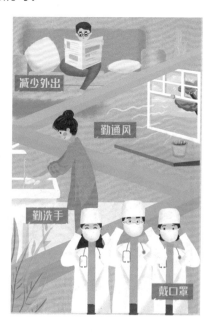

38.前往公共场所怎样预防新型冠状病毒感染？

应尽量避免去人群密集的公共场所，以减少与患病人群接触的机会。如必须前往公共场所，要佩戴口罩以降低接触病原体的风险，前提是选择正确的口罩并正确佩戴。同时应尽量避免去疾病流行地区，以降低感染风险。

39.到生鲜市场采购，怎样预防新型冠状病毒感染？

居民前往农贸市场尤其是有野生动物销售的农贸市场购物时，要佩戴医用外科口罩；打喷嚏或咳嗽时用纸巾或胳膊肘弯处捂住口鼻，不要随地吐痰；避免接触野生动物，不屠宰或食用病、死禽畜或野生动物；回到家，第一时间用流动水和肥皂正确洗手，至少20秒；将外套挂到通风处晾晒。

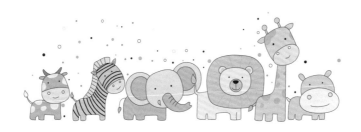

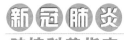

40.怎么做能够提高自己对抗病毒的免疫力？

（1）均衡营养。日常生活中合理搭配膳食，保证饮食多元化，适当补充蛋白质（如鱼、虾、瘦肉、豆类等）、维生素A（如动物肝脏、胡萝卜、南瓜等）、维生素C（如新鲜蔬果）、维生素E（如谷物、豆类、坚果等）等营养元素，同时要多喝水，成人每天至少摄入2000mL的水。

（2）规律作息。劳逸结合，成人保证每天7～8小时的充足睡眠。

（3）多做运动。根据自身情况，进行适当的体育锻炼，成人坚持每周3天以上，每次30～60分钟的运动量。

（4）戒烟限酒。吸烟会导致呼吸道黏膜供氧不足，抗病能力会下降，过量饮酒会减弱各种免疫细胞的正常功能。

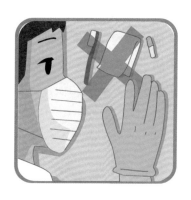

（5）学会减压。学会自我减压，让自己有一个平和乐观的心态。

41.什么是"三不三多三戴"？

防控新型冠状病毒感染的肺炎要"三不三多三戴"。

"三不" 不聚餐，不串门，不握手

"三多" 多洗手，多通风，多运动

"三戴" 戴口罩，戴口罩，戴口罩

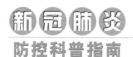

42.如何在家进行体育锻炼？

　　在家中可以进行一些比较温和的体育锻炼，例如，用跑步机跑步或快走，练习太极拳、五禽戏、八段锦等，增强体质。也可参照一些运动App，选择适合自己的运动方式。

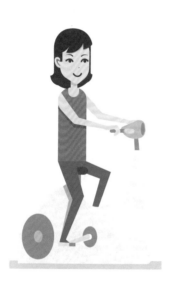

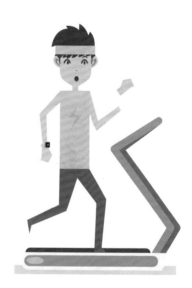

43.新型冠状病毒肺炎流行时，我们怎么吃才好？

（1）每天摄入高蛋白类食物，包括鱼、肉、蛋、奶、豆类和坚果，在平时的基础上加量，不吃野生动物。

（2）每天吃新鲜蔬菜和水果，在平时的基础上加量。

（3）适量多饮水，每天不少于2000mL。

（4）食品种类、来源及色彩丰富多样，每天不少于20种食物；不偏食，荤素搭配。

（5）保证充足营养，在平时饮食的基础上加量，既要吃饱，又要吃好。

（6）饮食不足、老人及患有慢性消耗性基础疾病患者，建议增加商业化肠内营养剂（特医食品），每天额外补充不少于2100kJ(500kcal)。

（7）新冠肺炎流行期间不要节食、不要减重。

（8）新冠肺炎流行期间，建议适当补充复方维生素、矿物质及深海鱼油等保健食品。

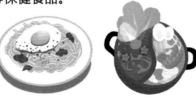

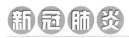

44.探视病人如何做好个人消毒？

如须探视及陪护，请严格遵守当地医疗卫生机构的相关要求。

探视病人后，及时用含乙醇（酒精）的速干手消毒剂进行手卫生，有肉眼可见污染物时，应使用洗手液/肥皂在流动水下洗手，至少搓洗20秒，然后再消毒。

探视时所穿衣物需清洗消毒，在至少60℃水中浸泡30分钟，或使用500~1000mg/L含氯消毒剂浸泡15分钟。

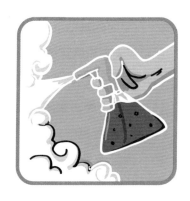

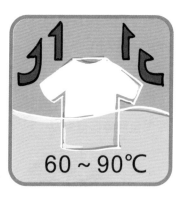

60 ~ 90℃

45.私家车如何消毒？

一般情况下，私家车无须消毒处理，处于空旷场所时，做好通风换气。处于地下停车场等密闭环境，建议关闭车窗，打开空调内循环方式进行通风。

司乘人员进入公共场所返回车辆后，建议先用手消毒剂进行手卫生。物体表面可选择含氯消毒剂、过氧化氢等消毒剂或消毒湿巾擦拭。手、皮肤建议选择有效的消毒剂如碘伏、含氯消毒剂和过氧化氢消毒剂等手皮肤消毒剂或速干手消毒剂擦拭消毒。

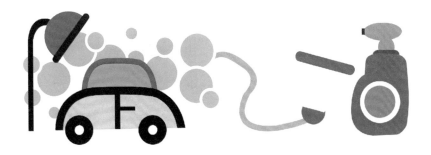

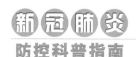

46.为什么患新冠肺炎的重症病人多为老年人？

老年人免疫功能下降，且自身存在许多基础疾病。因此老年人更容易被感染且容易出现危重症，因此，一定要注意做好老年人的防护。

47.家有老人，需要注意什么？

保持居住环境的清洁卫生，保持室内的空气流通，开窗通风时，要做好老人的保暖。

咳嗽或流涕者日常需要戴口罩，咳嗽或打喷嚏时应用纸巾或者手臂遮挡口鼻，及时洗手。

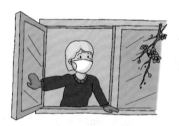

老人尽量保持隔离状态，单独用餐，不共饮共食，老人用物专门准备。

老人和家人共处时应尽量戴口罩；家人外出回家后需即刻做好个人消毒清洁。

48.老人饮食注意什么？

保证营养；在清淡饮食的基础上保证吃好吃饱，适量高蛋白饮食，食物要充分熟透后食用。

有基础疾病（糖尿病、高血压、高尿酸血症）的老人要注意基础疾病的饮食限制。

49.老人患新冠肺炎，症状有何特别之处？

老人起病时可能不伴发热，仅有乏力或食欲不良。

老人若出现任何不适症状均应高度警惕，监测体温，密切观察症状变化；若精神不佳或症状加重，及时就诊。

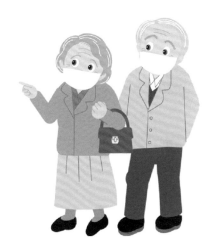

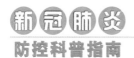

50.孕产妇居家如何防护新型冠状病毒感染？

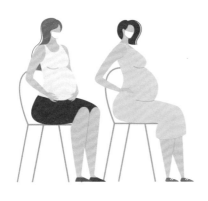

（1）减少出门、避免接触。尽量不到封闭、空气不流通的公众场所和人流密集的地方，不参与聚餐、聚会等活动；避免接触、食用野生动物，不去农贸市场，不生吃奶类、蛋类和肉类。

（2）规范洗手、适时通风。回家后、咳嗽或打喷嚏后、制备食品前后、饭前便后、处理污物后及时洗手，洗手时要用肥皂或洗手液洗手，搓手最少20秒，用流动水冲洗；注意室内环境卫生，建议室温保持在25℃左右，每日开窗通风2～3次，每次20～30分钟。

（3）规律生活，适当锻炼。保持正常生活规律，保证充足睡眠；清淡饮食，均衡营养，保证维生素和蛋白质的摄入；早、中、晚餐后室内散步（有出血、先兆流产、早产等特殊情况外），动静结合，避免久坐、久卧。

（4）自我监测、及时就诊。自我进行体温、胎心、胎动等监测，有异常情况及时咨询医生或就诊。

（5）做好防护、不要恐慌。确实需要外出时一定戴好口罩，注意保暖，回家后将外套挂于阳台通风处，摘掉口罩做无害处理，规范洗手；有节制地获取信息，可关注"健康湖北"等官方微信了解疫情公告及防控知识，不制造、不转发来路不明的谣言信息，保持良好心态，要谨慎，但不恐慌。

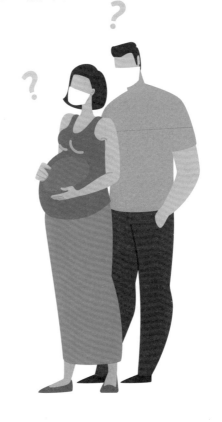

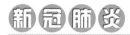

51.疫情流行期间应常规进行产科检查吗？

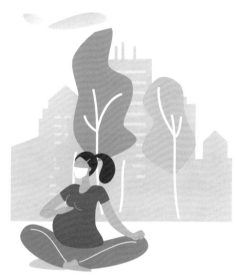

疫情流行期间，孕妇如无特殊不适，可与产科医师协商适当延后产检时间，自行居家监测。必须产检时，应提前预约，做好防护，尽量缩短就医时间。

52.孕妇可以做胸部CT检查吗？

放射学检查是否导致胎儿发育异常，取决于当时的孕周以及放射学检查技术的胎儿辐射剂量。理论上，胸部CT的胎儿辐射剂量没有达到致畸阈值，比较安全。为了安全起见，建议孕妇在知情同意后到有条件的医院行低剂量胸部CT检查，并采取腹部保护措施。

53.疫情流行期间，产检时间如何安排？

（1）孕满36周前，胎动正常，无任何妊娠合并症／并发症的孕妇，可以酌情顺延一次产检。

（2）孕满36周，有妊娠合并症／并发症的孕妇，正确佩戴口罩、做好防护，按医生指导的时间到医院完成产检。

（3）孕妇有妊娠合并症／并发症，无论是何孕周，出现任何不适，戴好口罩、做好防护，尽快到医院就医。

（4）胎儿在子宫内的情况，孕妇是第一个知道的，所以孕妇如果感觉到胎动异常，应做好防护尽快到医院。

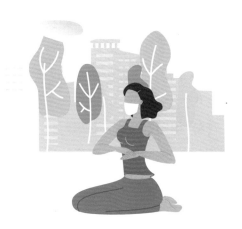

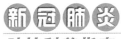

54.疫情流行期间，临产前如何应对？

（1）胎儿头位，仅少许见红，无规律宫缩，这是临产先兆，不必惊慌。未收到禁行短信的家庭拿好相关证件、孕检资料、待产包等物品到医院。收到禁行短信的家庭马上联系社区车辆到医院。未禁行的地区建议乘坐私家车前往。

（2）孕妇见红且伴有规律宫缩（10分钟内有腹痛2～3次），应尽快按以上流程到医院就诊。

（3）胎儿臀位，出现规律宫缩、见红，应尽快到医院。

（4）孕妇出现胎膜早破情况（羊水似解小便自阴道流出），应立即平躺，将臀部垫高，即头低脚高位，以最快速度赶到医院，尤其是臀位，减少脐带脱垂危及胎儿生命的概率。

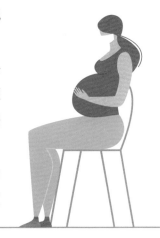

（5）孕妇是二胎，且第一胎时生得比较快，出现临产症状应立即出发到医院为宜。

55.哪些医疗机构可以接诊发热或疑似感染孕妇？

具备发热门诊、产科的医疗机构，各市(州)、县（区）卫生健康委（局）指定的定点医院。

56.哪些孕妇需要到发热门诊就诊？

孕妇中的发热病例首先进行预诊分诊，测量体温并由专门人员指引到指定发热门诊就诊。

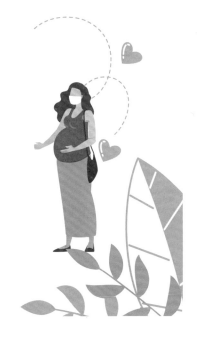

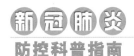

防控科普指南

57.孕妇疑似病例的判断标准是什么？

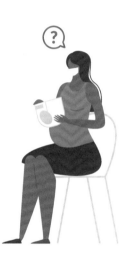

结合下述流行病学史或临床表现综合分析：

（1）流行病学史。

①发病前14天内有武汉地区或其他有本地病例持续传播地区的旅行史或居住史。

②发病前14天内曾接触过来自武汉市或其他有本地病例持续传播地区的发热或有呼吸道症状的患者。

③有聚集性发病或与新型冠状病毒感染者有流行病学关联。

（2）临床表现。

①发热和/或呼吸道症状。

②具有上述肺炎影像学特征。

③发病早期白细胞总数正常或降低，或淋巴细胞计数减少，孕妇感染早期可能不出现典型的血细胞计数变化。

有流行病学史中的任何一条，或无流行病学史，且同时符合临床表现中2条可以诊断。

58.呼吸道病毒感染常规8项检测阳性，能排除新型冠状病毒感染吗？

　　不能排除。根据现有临床案例，新冠肺炎患者可合并甲流病毒、乙流病毒、肺炎支原体等病原体感染。如果常规结果均为阴性，但伴上述临床表现，为疑似情况。

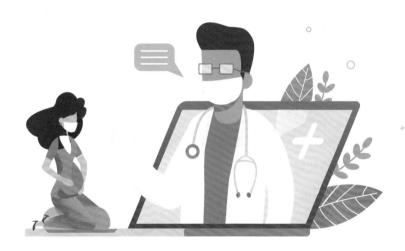

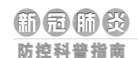

防控科普指南

59.孕妇可以服用抗病毒药洛匹那韦/利托那韦吗？

该药已列入HIV孕期首选用药方案。基于动物实验研究和有限的人类报告，该药似乎不会增加不良妊娠结局的风险。医务人员应向孕妇及家属充分告知使用该药的孕妇获益及胎儿的潜在风险，权衡利弊，当潜在益处大于胎儿的潜在风险时，选择用药。

60.疫情流行期间，疑似或确诊孕产妇是否需要终止妊娠？

应综合分析疾病严重程度及临产情况决定。

（1）终止妊娠指征。

①产科指征。据产科具体情况进行判断，掌握终止妊娠指征。

②重症病例。呼吸窘迫（RR≥30次/min）；或静息状态下，指氧饱和度≤93%；或动脉血氧分压（PaO_2）/吸氧浓度（FiO_2）≤300mmHg。

③危重症病例。出现呼吸衰竭且需要机械通气；或者出现休克；或者合并其他器官功能衰竭需ICU监护治疗。

（2）终止妊娠时机及方式。

①病情轻，宫颈条件好者，可选择阴道分娩。

②手术终止妊娠指征。胎儿窘迫；头盆不称；重症肺炎患者，病情控制不理想；临产但短时间无法分娩；其他妊娠合并症等。

（3）终止妊娠场所。发热病房中呼吸道传染性疾病专用隔离产室或专用手术间。

（4）人员配备。组建由产科、新生儿科、感染科、呼吸科、麻醉科、手术室等医务人员组成的多学科联合诊疗小组，并准备专用手术及麻醉物品。

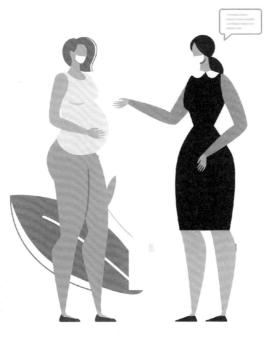

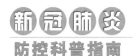

61.疫情流行期间，母乳喂养应注意什么？

疑似病例及未痊愈的确诊病例不建议母乳喂养。

洛匹那韦/利托那韦可随大鼠乳汁分泌，人类乳汁是否含有该药尚不确定。因此，服用该药期间不建议母乳喂养。

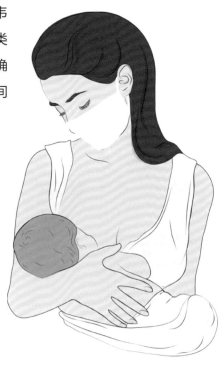

62.疫情流行期间，产后发热要注意什么？

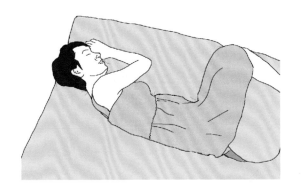

　　孕妇因分娩过程中体力消耗，失血，大量水分丢失，机体内环境紊乱致抵抗力下降，产后成为易感人群。无症状的感染者在此期间可能出现临床症状，如出现产后发热在排除产褥期感染，乳胀、乳腺炎等产科情况后，要警惕呼吸道感染的可能性，如肺炎、肺结核、病毒性感冒等，目前已发现部分病例在产后6～48小时内出现发热，而疑似新型冠状病毒感染，因此建议除常规的呼吸道病毒筛查外，可完善肺部CT检查，疑似病例需进一步行病原学检查以确诊。出院后产后发热病人就诊于发热门诊，同时请妇产科会诊排除产科情况。

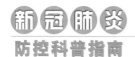

新冠肺炎
防控科普指南

63.孕产妇感染新型冠状病毒是否会传染给胎儿或新生儿？

　　目前新型冠状病毒是否通过胎盘垂直传播或者通过母乳喂养传播仍不清楚，所以对确诊新型冠状病毒感染的母亲，其新生儿出生后立即按病毒感染流程隔离观察两周，暂不喂母乳。

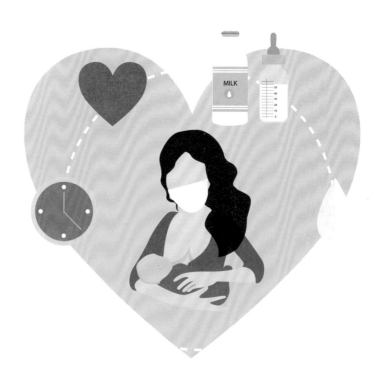

64.确诊或疑似感染新型冠状病毒的孕产妇所生新生婴儿应该如何进行隔离？

对确诊新型冠状病毒感染的母亲，其分娩的新生儿立即按病毒感染流程收至单间或负压病房隔离观察两周。对疑似感染的母亲分娩的新生儿，如生后经新生儿科医师评估后不符合收入院标准应立即抱回家，居家隔离；如生后异常需要住院，收至新生儿重症监护病房（NICU）、隔离病房或负压病房进行监护与治疗。

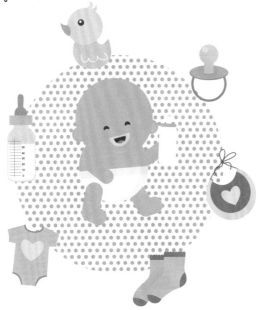

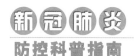

65.孕产妇确诊或疑似感染，其新生儿居家隔离期间应注意什么？

目前不确定新生儿是否会被感染或成为传染源，居家隔离期间应做好防控措施：单间隔离、尽量减少照护人员、房间定时开窗通风、照护人员勤洗手、对新生儿的用物做好消毒（高温或75％酒精或84消毒液）等。密切观察新生儿体温、吃奶、呼吸、黄疸等变化，不适随诊。

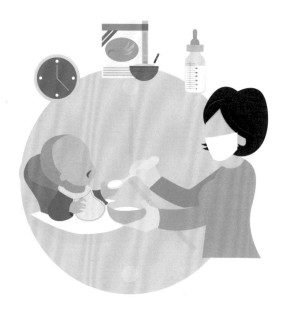

66.孕产妇确诊或疑似感染，其新生儿居家隔离期间出现哪些症状需要及时就诊？

　　新型冠状病毒在成人体内的潜伏期为1～14天，建议新生儿至少隔离14天。新生儿尤其早产儿的临床表现缺乏特异性，如出现发热、咳嗽、呼吸困难、精神反应差、吃奶差、呕吐、黄疸加重或出现反跳等症状应及时就诊。

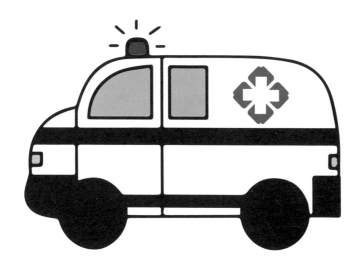

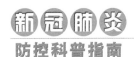

67.哪些新生儿需要排查新型冠状病毒感染？

新生儿新型冠状病毒感染的可能途径有母婴垂直传播、密切接触传播及飞沫传播（家庭成员间、家庭来访者）、医院内获得性感染等，故对符合以下任一条者需要进行排查：

（1）孕产妇确诊或高度疑似感染者。

（2）孕产妇密切接触的家人确诊或高度疑似感染。

（3）新生儿出生后家庭照护人员确诊和高度疑似感染者。

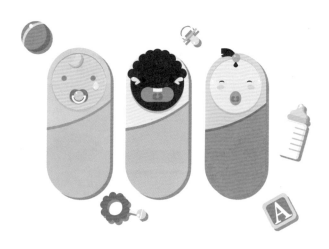

68.无接触史新生儿是否需要排查新型冠状病毒感染，如何观察？

　　新生儿若无接触史，无特殊不适，不需要常规排查，按正常新生儿护理。但若出现发热、咳嗽、呼吸困难、精神反应差、吃奶差、呕吐、黄疸加重或出现反跳等症状应及时就诊。

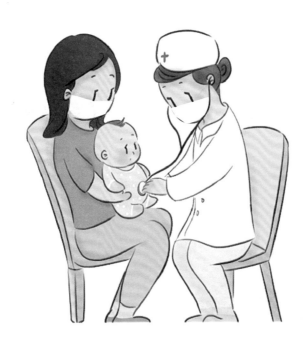

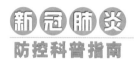

新冠肺炎
防控科普指南

69.儿童感染新型冠状病毒的途径有哪些？

　　儿童感染新型冠状病毒的主要途径是呼吸道飞沫、直接接触。也报道有结膜传播的，因此更要加强防护。儿童因其生理解剖特点和自身免疫功能低下，是极易出现呼吸道感染的人群，尤其是年幼儿，且年龄越小，越不容易发现，一旦发病，进展更快，潜伏期最短1天即发病，最长可达14天不等，家长们做好自身防护的同时，不要恐慌。当婴幼儿出现口唇、面色变紫要立即就诊。

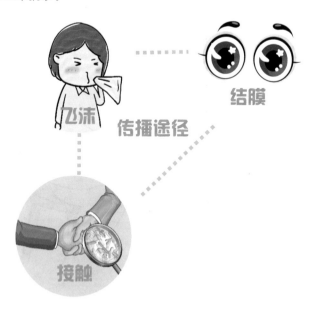

70.家长如何帮助儿童防护新型冠状病毒？

　　家长应尽量避免去人群密集的公共场所，外出规范佩戴口罩，从室外进门后立即更换衣服鞋子，正确处理口罩，彻底全身清洁后再接触小孩。家长自己外出前后、早晚指导小孩一起用盐水嗽口，提高防范意识。

　　（1）及时正确隔离。家里有疑似病例居家隔离的家长，没有条件和小孩分开的，尽量保证房间分开，疑似家长避免和儿童接触，在家需佩戴合适口罩（疑似家长在家不可佩戴有呼吸阀的防护口罩），儿童也应该正确佩戴合适口罩。疫情物资紧缺，有条件应先选择儿童N95口罩，再依次为儿童外科口罩→儿童医用口罩→一次性口罩→儿童棉口罩，指导孩子正确使用口罩。

　　（2）居家日常防护。疫情流行期间，没有症状者也可能是病毒携带者，应尽量减少对新生儿的探视；与新生儿近距离接触者都应主动戴口罩，咳嗽或打喷嚏时，应用纸巾将口鼻完全遮住（如果来不及用纸巾，应将手肘遮挡自己的口鼻，再彻底清洗手臂），并将用过的纸巾立刻扔进封闭式垃圾箱内，用流动水洗手。不亲吻孩子，不对新生儿呼气、喘气，不用嘴巴吹气让食物

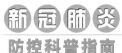

变冷再喂食。不和新生儿共餐具、饮具，新生儿奶具、毛巾等专用且煮沸消毒。母乳喂养者，注意乳房清洁。家长及照护者外出前后均应提高防范意识，尽量避免去人群密集的公共场所，外出规范佩戴口罩，从室外进门后立即更换衣服鞋子，正确处理口罩，全身彻底清洁后再接触新生儿。

（3）严格规范洗手。督促小孩勤洗手，勤洗脸，不乱摸。病从口入，避免年幼小孩吃手，不要用手掏鼻孔，不要用手揉眼睛，告诉小孩手不要碰触公共区域的物体表面（尤其是电梯按钮等被频繁碰触的表面），在家里也不要随意乱摸是儿童防护重中之重。饮食前、大小便后、接触不洁物体后要及时洗手，教会孩子七步洗手法。

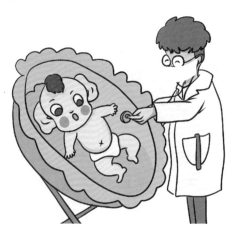

（4）加强房间通风。有条件的家庭应每日定时开启空气净化器、紫外线消毒等；受条件限制的家庭每日每个房间轮流通风2～3次，每次开窗通风30～60分钟，房间通风时将孩子转移到其他房间，做好保暖措施，避免通风时孩子受凉。

（5）家庭清洁消毒。保持家庭环境卫生干净整洁，有条件的家庭可以每日用75%的酒精和稀释的84消毒液擦拭物体表面一次，如果有疑似家长没做好防护措施在家里打喷嚏、咳嗽，须立即对所在区域重新消毒。家长频繁使用的手机不要给孩子玩、看，手机、平板电脑等电子产品每日须清洁消毒。孩子的玩具、学习、生活用品等能耐高温的，可用消毒锅或开水煮沸消毒30分钟，不能耐高温的可选择酒精喷洒或放置在阳光下暴晒。保持地面清洁干燥，不要有潮湿的角落，避免病毒、细菌滋生，如果家庭备有含氯消毒剂的84消毒液，可以按正确方法（84消毒液10mL+990mL水）进行配置后，每天拖地1～2次。如果家庭有疑似或确诊的家长，其使用过的物品或居住过的房间消毒时则应该将84消毒液的浓度提高到4～10倍，即将84消毒液的原液由10mL增加到40～100mL加入到900～960mL水中。外出买回来的东西，有条件的家庭可以用消毒液进行二次消毒再使用。

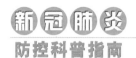

（6）适当活动和休息。儿童在家休息时不可长时间看电视或玩电子产品，适当安排锻炼或活动，学龄期儿童不应影响学习，完成学校作业的同时可以和家长一起参与家庭清洁工作，婴幼儿的家长可以采用被动锻炼四肢的方法。所有在家休息的儿童均应按时休息，确保睡眠充足。

（7）儿童护理。防寒保暖不受凉是关键，配合积极锻炼身体，及时接种疫苗。坚持参加体育锻炼可以使身体处在一种高水平免疫力状态，多锻炼将有助于减少感染机会。

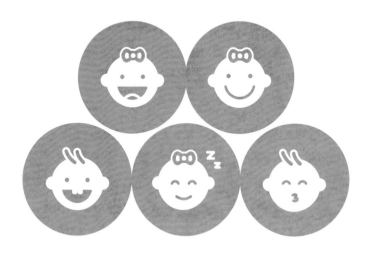

71.孩子与疑似病人接触了怎么办？

　　家长做到不隐瞒，不要因为害怕而选择逃避，不要因为自己的疏忽害了自己和孩子，主动在家隔离观察14天，无症状可以解除隔离但尽量不要外出。儿童病情变化快，一旦有症状须立即到就近医院儿科的发热门诊就诊。

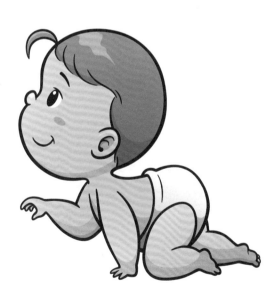

72.非常时期孩子怎么吃？

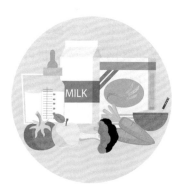

（1）家长每天观察孩子大小便。保持大便通畅，很重要！出现腹胀、腹泻、便秘等消化不良和肠道异常症状要提高警惕，小便的颜色、量、有无异味也要留意。

（2）每日营养均衡。保证营养充足，适当进食高蛋白食物和新鲜、洁净的蔬菜水果，年长儿增加口味丰富的坚果（年幼儿不要吃），青春期的青少年不要节食。根据实际情况适量补充维生素、矿物质和鱼肝油等。

（3）所有食物要充分熟透后才能食用，不偏食不挑食，荤素搭配得当，不吃野生动物，应以清淡易消化饮食为主，不宜进食油腻的大鱼大肉等，以免饮食不健康导致腹泻引起不必要的恐慌。

（4）适量多饮水，多排尿，尽量不饮用冷水，宜饮用温水，加快身体新陈代谢，同时适量增加奶制品（牛奶、酸奶）的饮用。

73.如何判断孩子的发热是否为新型冠状病毒所致？

冬春季节本是呼吸道感染高发季节，大部分孩子生病可能还是以普通的呼吸道感染或者流行性感冒等常见病及多发病为主。但是如果有以下情况，需要警惕：

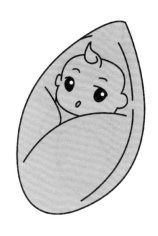

（1）发病前两周内有密切接触过新冠肺炎的疑似病例或确诊病例。

（2）居住地有新冠肺炎聚集性发病。有以上流行病学史，若有发热、咳嗽、腹泻等症状，或无明显呼吸道症状，而表现为乏力、恶心、腹部症状等，建议到就近指定开设发热门诊医院进行血常规以及流感病毒筛查，必要时完善胸片检查，在符合疑似病例标准的基础上，取痰液、咽拭子等标本，检测新型冠状病毒核酸是否为阳性，判断是否为新型冠状病毒所致。听从医生建议，遵医嘱治疗。

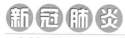

74.什么时候带孩子去医院?

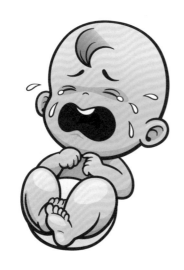

遵守早识别、早隔离、早诊断及早治疗的"四早"原则。病毒感染多为自限性,除流感有特殊药物,其余病毒感染并无特殊药物,以对症治疗为主。

3月龄以下儿童,建议尽早就医,3月龄以上儿童,精神状态较好的,体温未超过38.5℃,轻微咳嗽、流涕或腹泻,可以先居家对症处理,发热超过38.5℃可以使用布洛芬或者对乙酰氨基酚退热处理,密切观察儿童的精神状态。若仍有反复发热超过48小时,咳嗽进一步加重,出现精神状态差、气促等,建议立即到医院检查。

75.必须带孩子去医院，如何做好防护以及其他准备？

原则上，孩子只是常规体检或复查其他疾病，能推后尽量推后，避免去医院。一定要去医院时，没有流行病学接触史的，选择儿童医院或综合医院儿科门诊，请尽量提前预约门诊号，按时到达，减少在医院停留时间。没有预约，只有急诊，也建议带上常备退热药（布洛芬、对乙酰氨基酚）、口罩、免洗洗手液或者带酒精的一次性湿纸巾、水杯、隔汗巾、就诊卡、医保卡等。若有明确流行病学接触史的，就近至官方公布的发热门诊就诊。不管在任何科室就诊，应配合医生治疗，听从安排，尽量不触摸公共设施，戴好口罩，避免用手揉眼睛，避免手入口，医院出来后尽量用流动清水加肥皂或洗手液洗手。

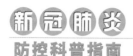

76.什么是无症状感染者？

新型冠状病毒的无症状感染者指没有明显的临床表现如发热、乏力等，但是做病毒核酸检测呈阳性的人。简单地说，就是有的人身上携带病毒，但是自己不发病，没有明显症状，自己也不知道自己生病了。

无症状感染者主要通过密切接触者筛查、聚集性疫情调查和传染源追踪调查等途径发现。无症状感染者也可成为传染源，具有一定的传播风险。但是，世界卫生组织认为："基于现有的数

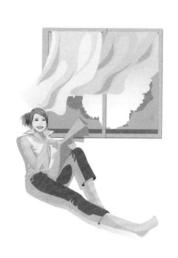

据，新型冠状病毒主要是由已出现症状的患者传播的"，因此无症状感染者可能不是主要的传播来源。无症状感染者应集中隔离14天，隔离期满后，原则上两次连续标本核酸检测阴性者(采样时间至少间隔24小时)可解除隔离。隔离期间出现症状，立即收治入院。

分众篇

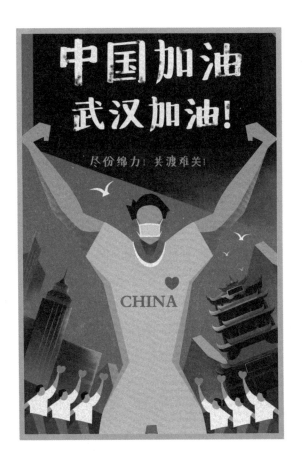

科学防控 / 战胜病毒 / 守护健康

人民健康第一位，传染病法来守卫。

防疫关乎你我他，体温监测严排查。

若有症状要上报，听从医嘱早康复。

全力配合做贡献，拒不配合法必严。

—— 湖北省新冠肺炎疫情防控指挥部

77.如何做好人员密集场所体温检测？

（1）人员密集场所。机场、火车站、长途汽车站、客运码头、主要交通路口等重点场所以及商场、超市、影院、网吧、KTV等人员密集区域。

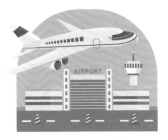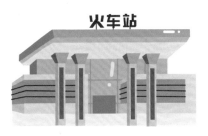

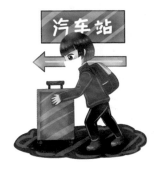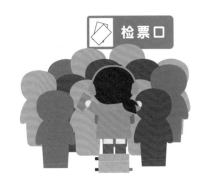

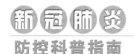

（2）人员及设施设备配置。

①场所入口处应设置快速红外体温探测仪。无法安装红外体温探测仪的，每个入口应安排1名工作人员使用手持测温设备以对进入人员检测体温。

②机场、火车站、长途汽车站等重点场所应设置临时留观室，每个留观室应配备1名工作人员、1名医务人员和1名护士。

③场所应储备一定数量的消毒产品，进出口应放置消毒液和消毒垫，入口处应提供一次性口罩，供进入人员使用。

④洗手间应配备足够的洗手液，并应保证水龙头等供水设施能正常工作。

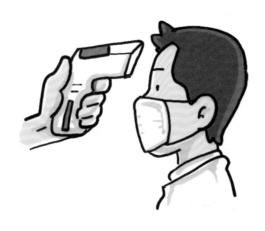

（3）做好体温监测。

①场所工作人员应通过快速红外体温探测仪、手持测温设备等工具，分别对进出人员进行体温检测，并对未佩戴口罩的人员发放口罩。

②经检测发现体温高于37.3℃的人员，应登记有关信息（包括姓名、身份证号、常住地、现住地、目的地、联系方式），并由工作人员带至临时观察室，移交给医务人员。

③临时观察室的医务人员对移交的发热人员用水银温度计进行体温核查，体温无异常的，允许离开；异常的，留观30分钟后再次核查体温。

④体温核查仍然高于37.3℃的，由医务人员根据其是否有咳嗽、胸闷、气促症状，听诊呼吸音是否异常；发病前14天内是否有武汉市旅行史或者居住史；是否接触过来自武汉市的发热伴有呼吸道症状的患者；是否有聚集性发病，综合判断是否符合转诊至发热门诊条件。符合条件的，由医务人员做好登记，场所工作人员联系救护车就近送至指定发热门诊进一步明确诊断，并将有关情况报告当地疾控中心；不符合条件的，由医务人员对其进行防治知识宣传教育后劝其集中隔离。

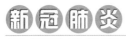
（4）预防新型冠状病毒传播。

①清洁消毒。公共交通等候室、购票厅及其他人员密集场所应保持卫生整洁，及时打扫卫生和清理垃圾，并定期对公共区域和临时留观室开展消毒。

②通风换气，保持空气流通。非空调公共交通等候区、购票厅及其他人员密集场所等公共区域，保持室内良好的通风状态。

密闭的空调等候室及公共交通工具可调节新风装置，加大新风量和换气量或开启换气扇以增加空气流通。对初效滤网应每周清洁消毒一次，可浸泡于有效氯含量为250～500mg/L的消毒液中30分钟后，用清水冲净晾干后使用。

③加强宣传教育。人员密集场所及交通路口要设置新冠肺炎相关防控知识宣传栏或显示屏，大力宣传新冠肺炎和冬春季传染病防控知识，增强公众防护意识，提升公众防护能力。

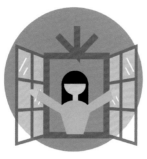

勤 通 风

常 消 毒

（5）使用消毒剂及配制方法。

①有效氯浓度500 mg/L的含氯消毒剂配制方法。

●84消毒液（有效氯含量5%）。按消毒液：水为1：100比例稀释。

●消毒粉（有效氯含量12%～13%，20g/包）。1包消毒粉加4.8L水；含氯泡腾片（有效氯含量480～580mg/片）。1片溶于1L水。

②医用酒精（75%乙醇消毒液）。直接使用。

③其他消毒剂。按产品标签标识以杀灭肠道致病菌的浓度进行配制和使用。

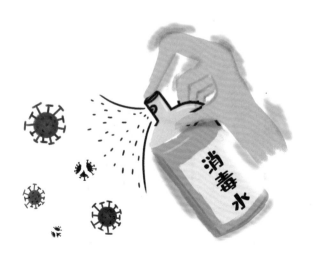

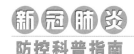

（6）物体表面和地面的消毒方法。

①物体表面。对台面、门把手、电话机、开关、热水壶把手、洗手盆、坐便器等经常被接触的物体表面，可使用含氯消毒剂（有效氯浓度250～500mg/L）擦拭，作用30分钟，再用清水擦净。

②地面。可使用含氯消毒剂（有效氯浓度250～500mg/L）用拖布湿式拖拭，作用30分钟，再用清水洗净。

（7）消毒间隔时间。

①日常消毒。由保洁人员进行，使用含氯消毒剂（有效氯浓度500mg/L）擦拭重点部位，每天1次。

②应急消毒。疾控部门要对相关人员开展应急消毒培训。在公共区域发现新冠肺炎疑似病例时，工作人员在疾控部门指导下实施。对疑似病例的生活用品（包括餐具、洗漱用品、痰罐等）、排泄物、呕吐物（含口鼻分泌物、脓液、痂皮等）等，用应急呕吐包覆盖、包裹，或用干毛巾覆盖后喷洒10000mg/L含氯消毒剂至湿润；对疑似病例座位及其前后3排座位用有效氯1000～2000mg/L含氯消毒剂进行喷雾处理或2～3遍的擦拭消毒。消毒人员应做好个人卫生防护，消毒完成后及时消毒双手。

③终末消毒。疾控部门按照《疫源地消毒总则》（ＧＢ19193—2015）要求，在转运疑似病例后对场所进行终末消毒。

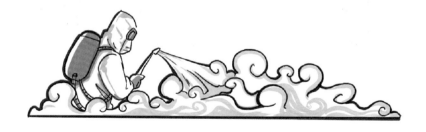

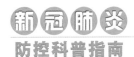

78.如何设置新冠肺炎密切接触者集中留观点？

（1）选择密切接触者集中留观场所。密切接触者集中留观点必须具备基本的生活设施（通风、有上下水及化粪池、保暖设施），配备必要的消毒剂和个人防护用品。确保观察对象每人1间房（最好有独立卫生间），减少观察对象之间的接触。建筑物与集中居民区相对隔离，距离50m以上。

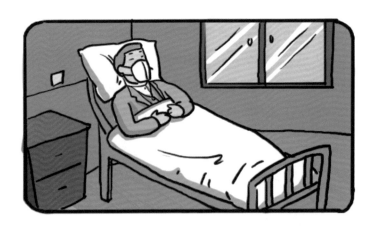

（2）密切接触者集中留观点人员配置。留观点医务人员由乡镇卫生院、社区卫生服务中心统一调配，原则上每个观察点按每50人配备1医（最好是全科医生或呼吸科医生）1护，通过微信群等方式接受乡镇卫生院、社区卫生服务中心提供的医学观察等指导。同时根据需要配备数名工作人员辅助完成相关工作。

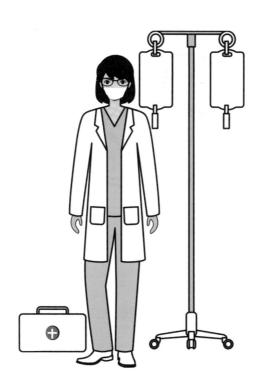

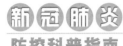

（3）密切接触者集中留观点设备、器材配置。密切接触者集中留观点应配备红外体温探测仪或体温计、听诊器、手部免洗消毒液、环境消毒剂等。

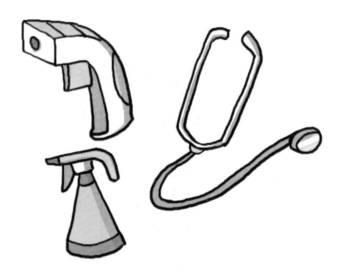

（4）加强对密切接触者的管理。

①隔离点密切接触者应单间居住，观察期间，不得外出，限制亲朋好友探视，非必要不串门，服从观察点工作人员的管理。

②限制活动区域，共享区域如活动场所、卫生间、餐厅等应

开窗通风；有条件时可以加装静态空气消毒机。

③密切接触者出隔离房间，须戴医用外科口罩。

④吃饭前、吃饭后、如厕后、进出隔离房间前后须洗手，或者进行手消毒（手部有明显污渍，先用流动水洗手再进行手消毒）。

⑤咳嗽、打喷嚏时，需要佩戴医用口罩，或者用纸巾及弯曲的手肘掩护，咳嗽和打喷嚏后立即清洁双手。

⑥隔离的密切接触者使用过的废弃口罩放入黄色医疗废物袋中，集中回收后送医疗废物处理中心处置。

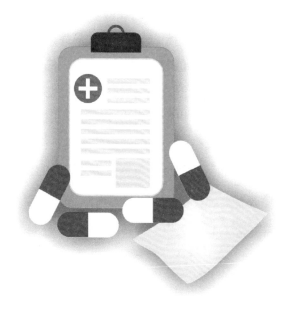

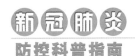

（5）医学观察。医学观察是当地疾控机构、医疗机构开展新冠肺炎的调查、检验、采集样本等防控措施。

（6）如何做好医学观察。

①医学观察开始前，专业人员应口头或书面告知密切接触者采取医学观察的缘由、期限、法律依据、内容和注意事项等，新冠肺炎临床特点、传播途径、预防感染等信息，同时告知其负责实施集中医学观察措施的医疗机构及其联系人和联系方式。

②医学观察对象不得外出。

③每天早晚各测量1次体温，详细记录密切接触者的健康状况。对年老体弱者还应注意了解有无其他病症。

④医学观察期间，如果密切接触者出现发热、咳嗽、胸闷等症状，应立即向当地乡镇卫生院或社区卫生服务中心报告，同时立即送定点医疗机构进行隔离治疗、采样和检测，如果核酸检测阳性，应对与其有密切接触的全部人员进行医学观察。如果密切接触者排除新冠肺炎，与其有密切接触的全部人员可解除医学观察。

⑤医学观察期限为14天，指与病例或其分泌物等最后一次接触之日算起顺延至第14天结束。医学观察期满时，如无异常情况，可解除医学观察。由负责医学观察的医疗卫生机构出具书面健康证明。

（7）工作人员和医务人员做好防护。实施医学观察的工作人员和医务人员必须做好个人防护工作。

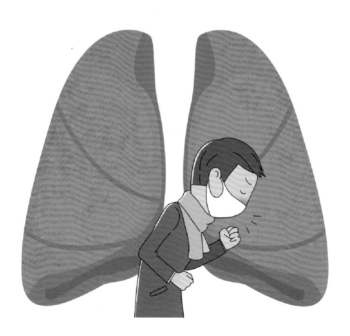

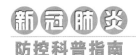

①执行人员应进行一级防护（一次性工作帽、一次性外科口罩、工作服、护目镜、长袖橡胶手套、长筒胶鞋等）；发现有疑似病人时，进行疫点消毒处理人员须进行二级防护（一次性工作帽、一次性医用防护口罩、医用一次性防护服、护目镜、长袖橡胶手套、长筒胶鞋等）。

②做好常用消毒药品、器械和防护用品的储备与选用，所使用的消毒药品、器械应符合国家发布的相关卫生标准要求；医用一次性防护服、医用防护口罩等应分别符合《医用一次性防护服技术要求》（GB 19082—2009）、《医用防护口罩技术要求》（GB 19083—2010）。

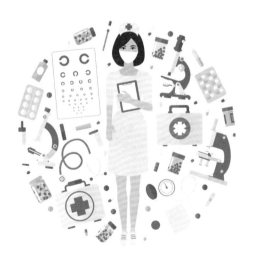

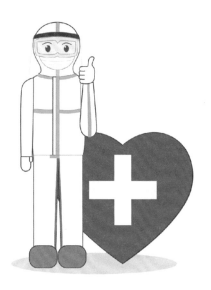

③加强现场消毒人员的培训，确保现场消毒人员能够正确进行个人防护、消毒剂配制、手卫生，规范开展消毒操作。

④消毒处置过程中产生的医疗废物，应按《医疗废物管理条例》和《医疗卫生机构医疗废物管理办法》的有关规定进行管理，并交由指定的有害废物焚烧处置中心做集中焚烧处置。

⑤密切接触者解除观察离开后，对所住房间的物品、地面使用含有效氯2000mg/L消毒液进行消毒并开窗通风1小时以上。

⑥观察点须对各类污染对象进行消毒处理。

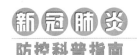
(8) 对各类污染对象进行消毒。

①室内空气（包括隔离房间、走道及其他公共区域）。首选加强通风，保证有充足的新风输入。必要时用2000～5000mg/L过氧乙酸溶液，或者3％过氧化氢，或者500～1000mg/L二氧化氯等消毒液，用超低容量喷雾器进行气溶胶喷雾消毒，喷雾量20～40mL/m³，关闭门窗封闭作用1～2小时。

②物体表面（包括隔离房间、公共活动区域的桌面、台面、地面等）。每天湿式清洁2次以上；每天1次消毒，用1000～2000mg/L有效氯含氯消毒剂，或者2000～5000mg/L过氧乙酸溶液进行常量喷雾消毒，喷药量为100～300mL/m²，以湿润不流水为准；或者用布巾擦拭、拖把拖地消毒，作用时间60分钟以上。消毒完毕后可以用清水冲洗，或清水湿布巾擦拭，以减轻对物体表面的腐蚀性。

③隔离者衣物等纺织品。以热水清洗，不同隔离者衣物不得混同洗涤。

④餐（饮）具。首选煮沸消毒15～30分钟，也可用500mg/L有效氯含氯消毒剂溶液或5000mg/L过氧乙酸溶液浸

泡30分钟后，再用清水洗净。

⑤观察对象的排泄物、分泌物和呕吐物。稀薄者，每1000mL可加漂白粉精25g，搅匀放置2小时。尿液每1000mL加入漂白粉精2.5g混匀放置2小时。成形粪便，1份粪便加10%漂白粉精乳剂2份（含有效氯5%），混匀后，作用2小时。对厕所粪坑内的粪便可按粪便量的1/5加漂白粉精（使有效氯作用浓度为20000mg/L），搅匀加湿后作用12～24小时。

⑥手卫生。用流动水洗手，或含乙醇手消毒剂等涂擦，作用1～3分钟。

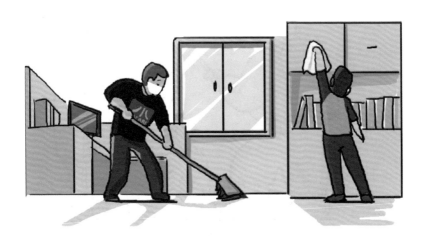

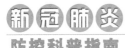

　　（9）观察点生活废水处理。参考《疫源地消毒总则》（GB
19193—2015）中："若污水已排放出去，应对污水沟进行分
段截流加氯消毒，常用药物及浓度应根据污水有机物含量投加有
效氯20～50mg/L的含氯消毒剂，作用1.5小时后，余氯应大于
6.5mg/L。"

　　在排向市政管网前，针对集中观察点建筑的污水处理池（化
粪池）的第一格，进行投氯消毒处理。经检测余氯达标后再行排
放。一般生活用建筑物设计上都配套有三格式化粪池。

　　没有修建集中化粪池的集中观察点，在所在区域的污水处理
站加大投氯消毒量，确保消毒后余氯达标。

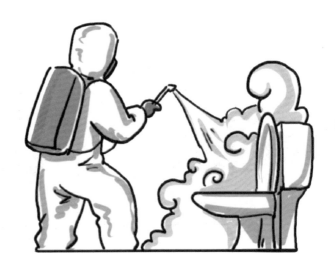

79.社区发热病人如何排查？

（1）社区排查人员配备。以社区（村）为单元，建立由1名社区（村）干部、1名片区民警或1名网格员、1名家庭医生为一体的社区排查工作队伍。

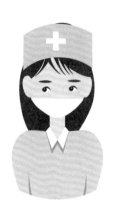

（2）社区排查的程序。

①社区。指街道办事处或乡镇人民政府所辖的城乡社区（即城市社区和村）。

②排查。按照"网格化、地毯式"的模式，对社区进行逐户健康排查，是否有来自武汉的外来人员，是否有发热、咳嗽、气喘等症状的住户。如有应填写登记表。

③转诊。对排查出的发热者，由专人专车转运至发热门诊就诊。发热门诊对可疑患者应安排新型冠状病毒核酸检测，核酸检测阳性者应转运至定点医院隔离治疗。

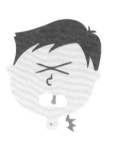

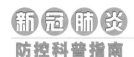

④流调。医疗机构对排查发现的新冠肺炎疑似患者和确诊患者，应通知属地疾控中心，疾控中心接报后应于24小时内完成流行病学调查，确定密切接触者。

⑤消毒。对排查发现的新型冠状病毒疑似患者和确诊患者，社区要协助疾控机构做好病例家庭、楼栋单元、单位办公室、会议室等疫点的随时、终末消毒。

⑥公告。社区（村）要在显著位置发布公告，要求从武汉市返回人员立即到所在村支部或社区进行登记，并接受本地卫生院或村医或社区卫生服务中心定期随访，同时主动自行居家隔离14天。

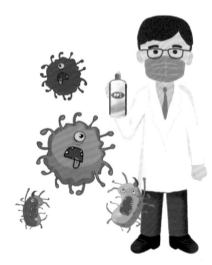

⑦宣传教育。在医疗卫生专业机构指导下，社区（村）充分利用展板、广播、微信、QQ、入户等多种方式，有针对性地开展新冠肺炎防治知识宣传，使群众充分掌握防护要点。

（3）社区排查宣传教育要点。排查专班在入户排查同时，要宣传以下核心预防知识。

①尽量避免到人群聚集、通风不良的公共场所和人多集中的地方，外出时请佩戴医用外科口罩。

②打喷嚏或咳嗽时用纸巾或胳膊肘弯处捂住口鼻。不要随地吐痰，应将口鼻分泌物用纸巾包好，弃置于有盖垃圾箱内。

③勤洗手，外出回家后、咳嗽或打喷嚏后、用餐前后、便前便后、接触动物后，必须使用肥皂和流动水洗手。双手减少接触眼、鼻及口。

④注意环境卫生和室内通风，如周围有呼吸道症状病人时，应增加通风换气的次数，开窗时要避免穿堂风，注意保暖。

⑤保持健康的生活方式，加强体育锻炼，注意休息，避免过度劳累，多吃蔬菜、水果，多喝水，增加机体免疫力。

⑥如果出现发热（腋下体温≥37.3℃）、乏力、干咳等症状，应自觉避免接触他人，佩戴好口罩后尽快到正规医院就诊，主动向医生描述旅游史、职业及接触史，并积极配合治疗。

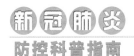

80.如何设置社区发热病人集中留观点？

（1）选择社区发热病人集中留观场所。社区发热病人集中留观点必须具备基本的生活设施（通风、有上下水及化粪池、保暖设施），配备必要的消毒剂和个人防护用品。确保观察对象每人1间房（最好有独立卫生间），减少观察对象之间的接触。建筑物与集中居民区相对隔离，距离50m以上。社区集中发热留观点最好与医疗机构较近，发热病人和密切接触者不能混合留置观察。

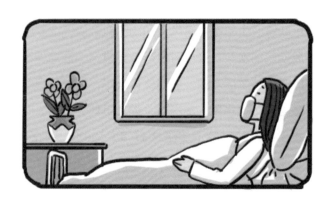

（2）社区发热病人集中留观点管理人员配置。留观点要有乡镇、街道、社区政府安排的日常管理人员至少1名。医务人员由乡镇卫生院、社区卫生服务中心统一调配，原则上每个观察点按每50人配备1医（最好是全科医生或呼吸科医生）1护，能交接班，通过微信群等方式接受乡镇卫生院、社区卫生服务中心医学观察等指导。同时根据需要配备数名工作人员辅助完成相关工作。

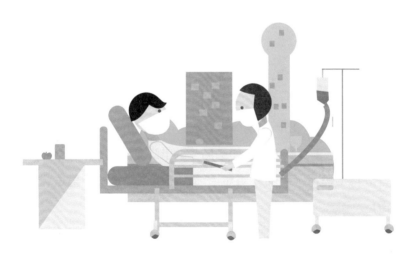

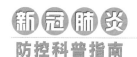
（3）社区发热病人集中留观点设备、器材配置。红外体温探测仪或体温计、听诊器、手部免洗消毒液、环境消毒剂等。

（4）加强对社区发热病人的管理。由社区网格搜索发现的发热病人，必须集中留观进行管理，辖区卫生健康行政部门及时对发热病人进行排查，可排除新型冠状病毒感染的，应及时解除集中留观；一经确诊的立即转到医疗机构正常治疗。对拒绝隔离观察或者隔离期未满擅自脱离隔离的，可以由公安机关协助采取强制隔离治疗措施。

①集中留观点发热病人应单间居住，观察期间，不得外出，限制亲朋好友探视，非必要不串门，服从留观点工作人员的管理。

②限制发热病人活动区域，共享区域如活动场所、卫生间、餐厅等应开窗通风；有条件时可以加装静态空气消毒机。

③发热病人出隔离房间，须戴医用外科口罩。

④吃饭前、吃饭后、如厕后、进出隔离房间前后须洗手，或者进行手消毒（手部有明显污渍，先用流动水洗手再进行手消毒）。

⑤咳嗽、打喷嚏时，需要佩戴医用口罩，或者用纸巾及弯曲

的手肘掩护，咳嗽和打喷嚏后立即清洁双手。

　　⑥隔离的发热病人使用过的废弃口罩放入黄色医疗废物袋中，集中回收后送医疗废物处理中心处置。

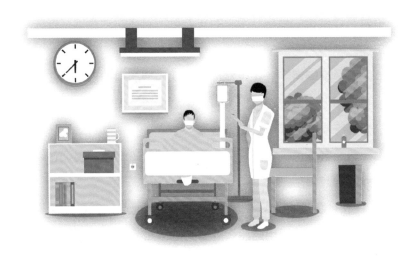

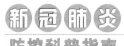

（5）社区做好医学观察。

①医学观察开始前,专业人员应口头或书面告知被观察对象采取医学观察的缘由、期限以及法律依据、内容和注意事项等，新冠肺炎的临床特点、传播途径、预防感染等信息，同时告知其负责实施医学观察措施的医疗机构及其联系人和联系方式。

②医学观察前由当地疾控机构、医疗机构开展新冠肺炎的调查、检验、采集样本等防控措施。

③留观患者必须建立健康卡，每天早晚各测量1次体温，并记录发热接触者的健康状况。对年老体弱者还应注意了解有无其他病症。

④医学观察期间，如果发热者出现病情加重的现象，应立即向当地乡镇卫生院或社区卫生服务中心报告，同时立即送定点医疗机构进行隔离治疗、采样和检测。

⑤留观者体温恢复正常后可解除留观，如病程进展须住院者应立即转定点医院。

（6）社区留观点要做好日常消毒。留观点须对各类污染对象进行消毒处理，所用药品、剂量与方法如下：

①室内空气（包括隔离房间、走道及其他公共区域）。首选

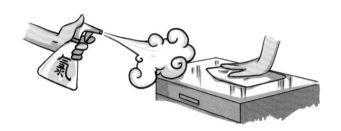

加强通风，保证有充足的新风输入。必要时用2000～5000mg/L过氧乙酸溶液，或者3%过氧化氢，或者500～1000mg/L二氧化氯等消毒液，用超低容量喷雾器进行气溶胶喷雾消毒，喷雾量20～40mL/m³，关闭门窗，封闭作用1～2小时。

②物体表面（包括隔离房间、公共活动区域的桌面、台面、地面等）。每天湿式清洁2次以上；每天1次消毒，用1000～2000mg/L有效氯含氯消毒剂，或者2000～5000mg/L过氧乙酸溶液进行常量喷雾消毒，喷药量为100～300mL/m²，以湿润不流水为准；或者用布巾擦拭、拖把拖地消毒，作用时间60分钟以上。消毒完毕后可以用清水冲洗，或清水湿布巾擦拭，以减轻对物体表面的腐蚀性。

③隔离者的衣物等纺织品。以热水清洗，不同隔离者衣物不得混同洗。

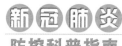
④餐（饮）具。首选煮沸消毒15～30分钟，也可用500mg/L有效氯含氯消毒剂溶液或5000mg/L 过氧乙酸溶液浸泡30分钟后，再用清水洗净。

⑤观察对象的排泄物、分泌物和呕吐物。稀薄者，每1000mL可加漂白粉精25g，搅匀放置2小时。尿液每1000mL加入漂白粉精2.5g混匀放置2小时。成形粪便，1份粪便加10%漂白粉精乳剂2份（含有效氯5%），混匀后，作用2小时。对厕所粪坑内的粪便可按粪便量的1/5加漂白粉精（使有效氯作用浓度为20000mg/L），搅匀加湿后作用12～24小时。

⑥手卫生。用流动水洗手，或含乙醇手消毒剂等涂擦，作用1～3分钟。

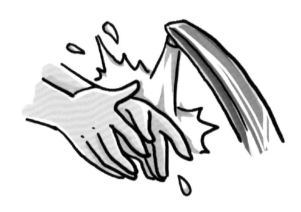

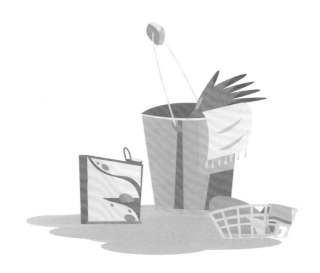

（7）生活废水处理。参考《疫源地消毒总则》（GB 19193—2015）中："若污水已排放出去，应对污水沟进行分段截流加氯消毒，常用药物及浓度应根据污水有机物含量投加有效氯20～50mg/L的含氯消毒剂，作用1.5小时后，余氯应大于6.5mg/L。"

在排向市政管网前，针对集中观察点建筑的污水处理池（化粪池）的第一格，进行投氯消毒处理。经检测余氯达标后再行排放。一般生活用建筑物设计上都配套有三格式化粪池。没有修建集中化粪池的集中观察点，在所在区域的污水处理站加大投氯消毒量，确保消毒后余氯达标。

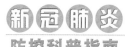
防控科普指南

（8）社区集中留观点工作人员及医务人员防护。

①执行人员应进行一级防护（一次性工作帽、一次性外科口罩、工作服、护目镜、长袖橡胶手套、长筒胶鞋等）；发现有疑似病人时，进行疫点消毒处理人员须进行二级防护（一次性工作帽、一次性医用防护口罩、医用一次性防护服、护目镜、长袖橡胶手套、长筒胶鞋等）。

②做好常用消毒药品、器械和防护用品的储备与选用，所使用的消毒药品、器械应符合国家发布的相关卫生标准要求；医用一次性防护服、医用防护口罩等应分别符合《医用一次性防护服技术要求》（GB 19082—2009）、《医用防护口罩技术要求》（GB 19083—2010）。

③加强现场消毒人员的培训，确保现场消毒人员能够正确进行个人防护、消毒剂配制、手卫生，规范开展消毒操作。

④消毒处置过程中产生的医疗废物，应按《医疗废物管理条例》和《医疗卫生机构医疗废物管理办法》的有关规定进行管理，并交由指定的有害废物焚烧处置中心作集中焚烧处置。

81.公共场所如何防控新冠肺炎？

（1）公共场所预防控制措施。

①保持公共场所内空气流通。保证空调系统或排气扇运转正常，定期清洗空调滤网，加强开窗通风换气。

②保持环境卫生清洁，及时清理垃圾。

③公共场所进出口处和洗手间要配备足够的洗手液，洗手间保证水龙头等供水设施能正常工作。

④公用物品及公共接触物品或部位要加强清洗和消毒。

⑤加强宣传教育，设置新冠肺炎相关防控知识宣传栏。利用各种显示屏宣传新型冠状病毒和冬春季传染病防控。

⑥建议在入口处使用快速红外体温探测仪对进入人员检测体温。

⑦在门口提供一次性口罩，供进入人员使用。

⑧公共场所工作人员要实行健康监测，若出现发热、乏力、干咳及胸闷等疑似新型冠状病毒感染的症状，不要带病上班，应主动戴上口罩到就近的定点救治医院发热门诊就诊。如果有相关疾病流行地区的旅游史，以及发病后接触过什么人，应主动告诉医生，配合医生开展相关调查。

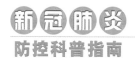
⑨取消非必需的室内外群众性活动。

⑩限制人流密集、流动性大且通风不良的室内公共场所（如商场、影院、网吧、KTV等）开放。

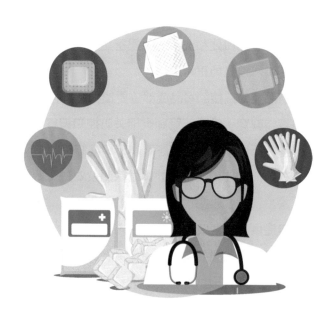

（2）加强对室内公共场所的管理。

①进入人员要戴口罩，在门口提供一次性口罩。

②在入口处使用快速红外体温探测仪。发现有发热症状的病人，如果是14天内从疫区来的人员，给他戴上口罩，通知120急救车将病人转运到定点救治医院。如果是其他地方的人员，劝其到就近发热门诊就诊。

③严格执行网吧管理规定，严禁未成年人进入网吧，必要时控制网吧人员密度。

④强制通风，开窗或使用排气扇换气。

⑤每天使用消毒剂对物体表面（地面、桌椅、电脑键盘、鼠标、麦克风等人体常接触的物体）进行消毒。

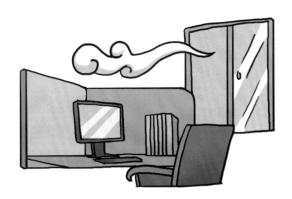

（3）公共场所配置和使用消毒剂注意事项。

①含氯消毒剂有皮肤黏膜刺激性，配置和使用时建议佩戴口罩和手套，儿童请勿触碰。

②乙醇消毒液使用应远离火源。

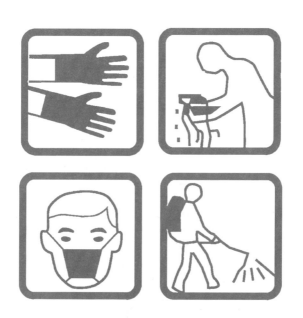

82.公共交通如何防控新冠肺炎？

（1）公共交通工具的预防控制措施。

①非空调车的车窗应尽量打开，保持车内良好通风状态；密闭的空调车要开启换气扇及空调排风装置，以增加空气流通。

②保持车站、车厢内的卫生整洁，及时打扫卫生和清理垃圾。

③司机和乘务人员要戴一次性口罩（每4小时换一次），在上车入口提供一次性口罩。

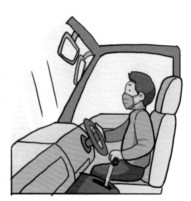

④自觉有发热、咳嗽、乏力的人员建议不乘坐公共交通工具，普通乘客建议戴一次性口罩（每4小时换一次）。

⑤增加车站、车厢内清洁消毒频次，指派专人进行清洁消毒工作的督导检查，做好清洁消毒工作记录和标识。

⑥司机等工作人员要实行健康监测，若出现发热、乏力、干咳及胸闷等疑似新型冠状病毒感染的症状，不要带病上班，应主

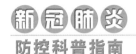

动戴上口罩到就近的定点救治医院发热门诊就诊。如果有相关疾病流行地区的旅游史，以及发病后接触过什么人，应主动告诉医生，配合医生开展相关调查。

⑦做好司乘人员工作与轮休安排，确保司乘人员得到足够休息。

⑧加强健康教育。设置新冠肺炎相关防控知识宣传栏。利用各种显示屏宣传新型冠状病毒和冬春季传染病防控。

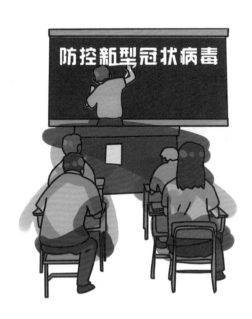

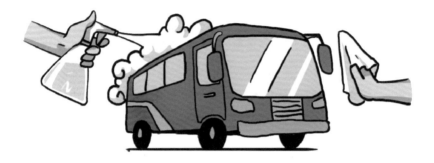

（2）公共交通工具做好日常清洁及预防性消毒。以清洁为主，预防性消毒为辅，应避免过度消毒，受到污染时随时进行清洁消毒。消毒方法如下：

①表面。可使用含氯消毒剂（有效氯浓度250～500 mg/L）擦拭，作用30分钟，再用清水擦净。

②地面。可使用含氯消毒剂（有效氯浓度250～500 mg/L）用拖布湿式拖拭，作用30分钟，再用清水洗净。

　　(3) 公共交通工具使用的消毒剂和配制方法。

　　①有效氯浓度500 mg/L的含氯消毒剂配制方法。

　　●84消毒液（有效氯含量5%）。按消毒液：水为1∶100比例稀释。

　　●消毒粉（有效氯含量12%~13%，20g/包）。1包消毒粉加4.8L水。

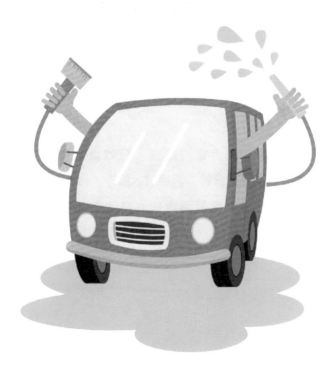

（4）公共交通工具配置和使用消毒剂注意事项。

①含氯消毒剂有皮肤黏膜刺激性，配置和使用时建议佩戴口罩和手套，儿童请勿触碰。

②乙醇消毒液使用应远离火源。

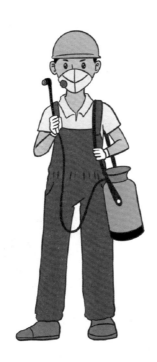

83."三站一场一港口"如何防控新冠肺炎？

　　"三站一场一港口"即火车站、地铁站、汽车站、机场和码头。

　　(1)做好环境卫生。

　　①通风换气，保持空气流通。非空调公共交通等候室、购票厅等及公共交通工具的窗户应尽量打开，保持室（车）内良好的通风状态。

　　密闭的空调等候室及公共交通工具可调节新风装置，加大新风量和换气量或开启换气扇以增加空气流通。对初效滤网应每周清洁消毒一次，可浸泡于有效氯含量为250～500mg/L的消毒液中30分钟后，用清水冲净晾干后使用。

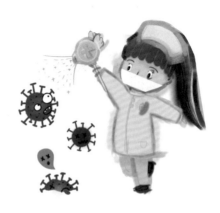

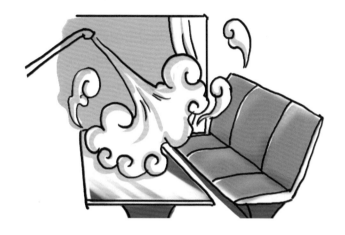

②清理清洁，保持卫生整洁。公共交通等候室、购票厅等公共交通服务场所及公共交通工具车厢内应保持卫生整洁，及时打扫卫生和清理垃圾。

③规范作业，重点部位擦拭消毒。对等候室和公共交通工具的高频接触部位，例如门把手、座椅扶手、电梯开关、电梯扶手、方向盘、地铁车厢内扶杆、吊环拉手等重点部位，应严格按消毒作业方法进行消毒。

④增加频次，专人督导检查。新冠肺炎疫情时期需增加等候室、临时隔离室和车厢内清洁消毒频次（至少每天1次），指派专人进行清洁消毒工作的检查，并做好清洁消毒工作记录和标识。

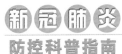
（2）"三站一场一港口"设施设备配置。

①在入口处使用快速红外体温探测仪对进入人员检测体温。

②进出口处和洗手间要配备足够的洗手液，洗手间保证水龙头等供水设施能正常工作。

③在门口提供一次性口罩，供进入人员使用。

（3）加强疫情宣传教育。设置新冠肺炎相关防控知识宣传栏。利用各种显示屏宣传新型冠状病毒和冬春季传染病防控。

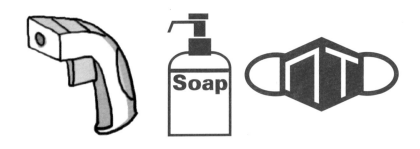

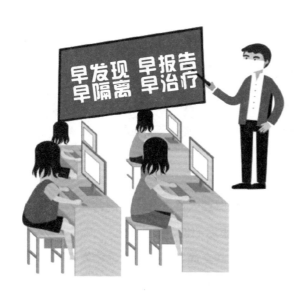

（4）做好工作人员健康监测。建立工作人员体温监测登记本，若出现发热、乏力、干咳及胸闷等疑似新型冠状病毒感染的症状，不要带病上班，应主动戴上口罩到就近的定点救治医院发热门诊就诊。如果有相关疾病流行地区的旅游史，以及发病后接触过什么人，应主动告诉医生，配合医生开展相关调查。

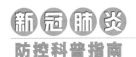

（5）做好消毒。

①日常消毒。由保洁人员进行，使用含氯消毒剂（有效氯浓度500 mg/L）擦拭重点部位，每天1次。

②随时消毒。公共交通工具在运营途中发现新型冠状病毒感染的肺炎疑似病例时，跟班工作人员在疾控部门指导下实施。

●消毒人员应做好个人卫生防护，消毒完成后及时消毒双手。

●根据疾控部门的指导确定消毒范围，对疑似病例的生活用品（包括餐具、洗漱用品、痰罐等）、排泄物、呕吐物（含口鼻分泌物、脓液、痂皮等）等，用应急呕吐包覆盖、包裹，或用干毛巾覆盖后喷洒10000mg/L含氯消毒剂至湿润；对疑似病例座位及其前后三排座位用有效氯1000~2000mg/L含氯消毒剂进行喷雾处理或2~3遍的擦拭消毒。具体方法由疾控中心对相关人员进行培训。

③卫生间消毒。可使用含氯消毒剂（有效氯浓度2000mg/L）喷雾（洒）消毒。

④终末消毒。该交通工具到达终点后，疾控部门按照《疫源地消毒总则》（GB 19193—2015）要求，在交通工具维护维修点或站台对病人曾就座的厢体实施终末消毒。

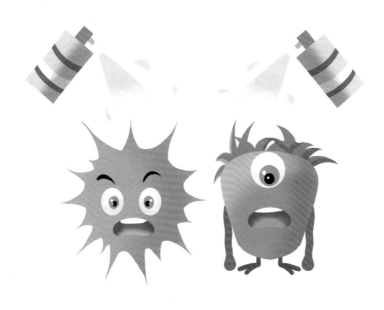

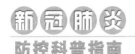

84.小学及托幼机构如何防控新冠肺炎？

（1）做好日常防控。

①根据教育行政部门的部署，制订本单位传染病防控应急预案，建立领导责任制。并将责任分解到部门、单位和个人。

②开学后应即组织校医、园医或负责学校和托幼机构卫生工作的人员学习冬春季呼吸道传染病防控知识。

③落实晨午检制度，发现发热、咳嗽等呼吸道症状的学生和幼儿，立即电话通知其家长领返回家，尽早到医院或社区卫生服务中心就诊治疗。

④做好因病缺勤及病因登记追踪制度，发现呼吸道传染病病例异常增多要及时报告当地疾病预防控制机构和教育行政部门。

⑤加强各类学习、生活、娱乐、工作场所（如教室、音乐室、舞蹈室、阅览室、保育室、宿舍、教研室）的卫生与通风，保持空气流通，保持室内外环境卫生整洁。公共上课场所（如音乐室、舞蹈室、电脑室）要求一批学生进去消毒1次。

⑥加强师生健康知识教育，教育学生打喷嚏时要主动掩住口鼻，及时洗手，提高防病意识。

⑦落实手部卫生，设置充足的洗手水龙头，配备洗手液或肥皂供师生使用，托幼机构由保育员每日落实幼儿勤洗手，推行七步洗手法。

⑧在冬春呼吸道传染病的流行季节，集体性活动尽量安排在室外进行。

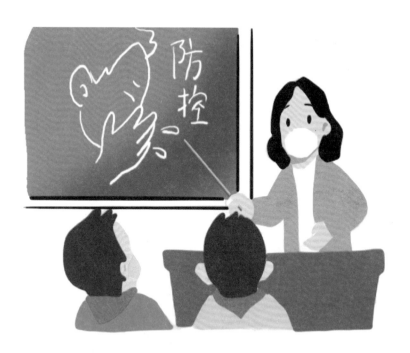

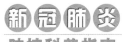
(2) 发现疑似感染患者采取措施。

除做好上述日常防控措施外，还须实施以下措施。

①疑似患者应立即戴上口罩就医。

②尽快向当地疾病预防控制机构报告。

③若被诊断为新冠肺炎患者，其密切接触者应接受14天隔离医学观察。

④避免举办全校或全园性的室内集会等活动。

⑤实施晨检和午检制度，发现发热、咳嗽等疑似新型冠状病毒感染症状立即联系其家长领返，尽早到医院或社区卫生服务中心诊治。

⑥学校和托幼机构由专人负责与离校或离园的学生进行家访联系，了解其每日健康状况。

⑦根据疾病预防控制机构的要求实行日报告和零报告制度，掌握病例学生每日增减情况。

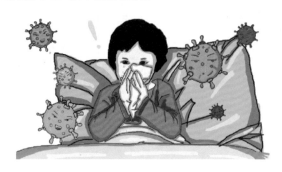

⑧引导师生假期尽量不要前往疾病流行区，非去不可的要做好预防措施。

⑨学校要在当地疾病预防控制机构的指导下加强教室、寝室等的消毒与通风。

⑩提前掌握学生假期有无到疾病流行区，如到疾病流行区，还没返回的，请其推迟返回时间。如已返回的，请其到隔离留观场所，隔离至离开疾病流行区第14天。

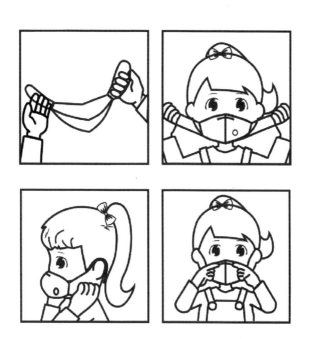

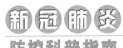
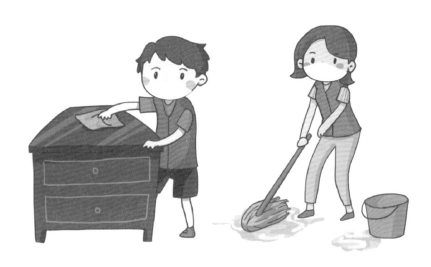

（3）小学及托幼机构要做好日常清洁及预防性消毒。

以清洁为主，预防性消毒为辅，应避免过度消毒，受到污染时随时进行清洁消毒。消毒方法如下：

①表面。可使用含氯消毒剂（有效氯浓度250～500 mg/L）擦拭，作用30分钟，再用清水擦净。

②地面。可使用含氯消毒剂（有效氯浓度250～500 mg/L）用拖布湿式拖拭，作用30分钟，再用清水洗净。

(4) 小学及托幼机构使用的消毒剂及配制方法。

①有效氯浓度500 mg/L的含氯消毒剂配制方法。

●84消毒液（有效氯含量5%）。按消毒液∶水为1∶100比例稀释。

●消毒粉（有效氯含量12%～13%，20g/包）∶1包消毒粉加4.8L水。

●含氯泡腾片（有效氯含量480～580mg/片）∶1片溶于1L水。

②医用酒精（75%乙醇消毒液）。直接使用。

③其他消毒剂。按产品标签标识以杀灭肠道致病菌的浓度进行配制和使用。

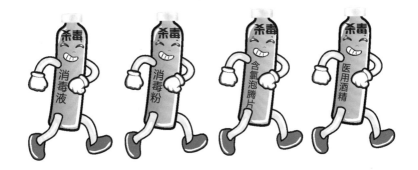

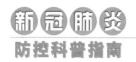
（5）小学及托幼机构配置和使用消毒剂注意事项。

①含氯消毒剂有皮肤黏膜刺激性，配置和使用时建议佩戴口罩和手套，儿童请勿触碰。

②乙醇消毒液使用应远离火源。

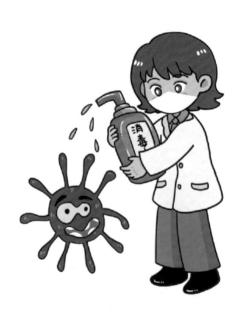

85.大专院校、职业技术学校及初高级中学如何防控新冠肺炎？

（1）大专院校、职业技术学校及初高级中学要做好新冠肺炎日常防控。

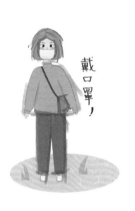

①开展多种形式的健康宣教，普及呼吸道传染病的防控知识，教育学生打喷嚏时要主动掩住口鼻，及时洗手，提高防病意识。

②搞好学校各类场所环境卫生，加强通风，保持空气流通。

③公共上课场所（如音乐室、舞蹈室、电脑室）要求一批学生进去消毒1次。

④减少不必要的校内各种大型师生集会和大型会议等活动。

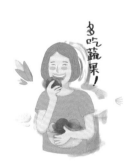

⑤开展手部卫生教育，各类场所应配备洗手水龙头及洗手液。

⑥若有老师或学生出现发热、咳嗽等呼吸道感染症状，应戴口罩并及时就医，避免带病上课。

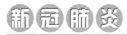

⑦学校校医室要储备一定数量的医用口罩、一次性手套、洗手液和感冒药品。要有专人落实晨午检制度、因病缺课登记追踪制度。

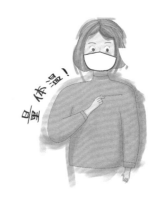

量体温！

⑧建立健全校内有关部门和人员、学校与家长、学校与当地医疗机构及教育行政部门的联系机制，完善信息收集报送渠道，保证信息畅通。

勤洗手！

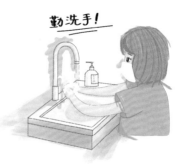

⑨提前掌握学生假期有无到疾病流行区，如到疾病流行区，还没返回的，请其推迟返回时间。如已返回的，请其到隔离留观场所，隔离至离开疾病流行区第14天。

（2）大专院校、职业技术学校及初高级中学发现疑似感染患者应采取的措施。除做好日常防控措施外，还须采取以下措施。

①疑似患者应立即戴上口罩就医。

②及时报告当地疾病预防控制机构和教育行政部门。

③若被诊断为新冠肺炎患者，其密切接触者应接受14天隔离医学观察。

④启动以班级为单位的晨午检制度。

⑤学校由专人负责离校学生的家访联系，了解其每日健康状况。

⑥根据疾病预防控制机构的要求实行日报和零报告制度，掌握每日出现症状学生增减情况。

⑦配合卫生健康部门做好疫情的处理等工作。

⑧学校要在当地疾病预防控制机构的指导下，对教室、寝室及公共教室如电脑室、视听室、图书馆等进行消毒与通风。

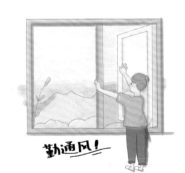

勤通风！

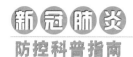

（3）大专院校、职业技术学校及初高级中学要做好日常清洁及预防性消毒。以清洁为主，预防性消毒为辅，应避免过度消毒，受到污染时随时进行清洁消毒。消毒方法如下：

①表面。可使用含氯消毒剂（有效氯浓度250～500 mg/L）擦拭，作用30分钟，再用清水擦净。

②地面。可使用含氯消毒剂（有效氯浓度250～500 mg/L）用拖布湿式拖拭，作用30分钟，再用清水洗净。

（4）大专院校、职业技术学校及初高级中学使用的消毒剂和配制方法。

①有效氯浓度500 mg/L的含氯消毒剂配制方法。

●84消毒液（有效氯含量5％）。按消毒液：水为1：100比例稀释。

●消毒粉（有效氯含量12％～13％，20克/包）。1包消毒粉加4.8L水。

●含氯泡腾片（有效氯含量480～580mg/片）：1片溶于1L水。

②医用酒精（75％乙醇消毒液）。直接使用。

③其他消毒剂。按产品标签标识以杀灭肠道致病菌的浓度进行配制和使用。

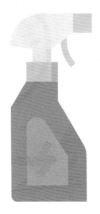

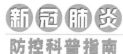

（5）大专院校、职业技术学校及初高级中学配置和使用消毒剂注意事项。

①含氯消毒剂有皮肤黏膜刺激性，配置和使用时建议佩戴口罩和手套，儿童请勿触碰。

②乙醇消毒液使用应远离火源。

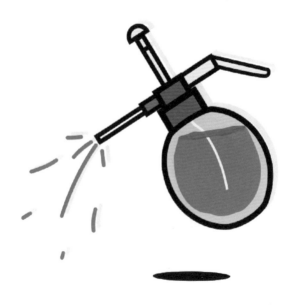

86.企事业等集体单位如何防控新冠肺炎？

（1）企事业等集体单位日常防控。

①利用单位宣传栏开展新型冠状病毒和呼吸道传染病防治知识健康宣教。

②确保工作环境清洁卫生，保持室内空气流通。使用空调系统的单位，要定期清洗空调。每天开启门窗，通风换气。开空调时，可同时开排气扇。定期用消毒水为办公室设备、门把手和电梯按钮消毒。

③开展手部卫生教育，各类场所配备洗手水龙头、洗手液、抹手纸或干手机。倡导员工养成经常洗手的好习惯。

④减少不必要的各种大型集会和大型会议等活动。

⑤推广健康的生活方式，有条件的单位安排做工间操。尽量不加班。

⑥建立员工的病假记录制度。有员工出现发热、咳嗽等呼吸道症状应劝其不上班，并尽早到医院或社区卫生服务中心就诊治疗。

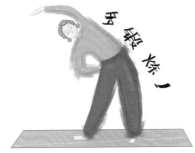

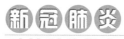
（2）发现疑似感染患者应采取的措施。

①疑似患者应立即戴上口罩就医。

②及时联系当地疾病预防控制中心请求指导处理，并协助开展相关调查处置工作。

③若被诊断为新冠肺炎患者，其密切接触者应接受14天医学观察。

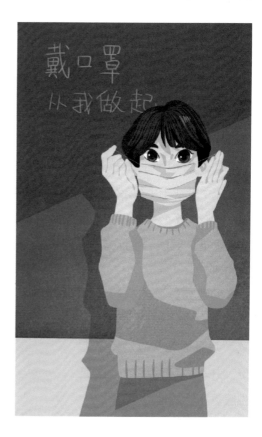

④根据有关部门建议，实行轮休制度、休假等减少人员密集的措施。

⑤停止或减少使用中央空调，并清洗消毒，保持室内空气流通。

⑥启动晨午检制度和健康申报制度。

（3）企事业等集体单位要做好日常清洁及预防性消毒。以清洁为主，预防性消毒为辅，应避免过度消毒，受到污染时随时进行清洁消毒。消毒方法如下：

①表面。可使用含氯消毒剂（有效氯浓度250～500 mg/L）擦拭，作用30分钟，再用清水擦净。

②地面。可使用含氯消毒剂（有效氯浓度250～500 mg/L）用拖布湿式拖拭，作用30分钟，再用清水洗净。

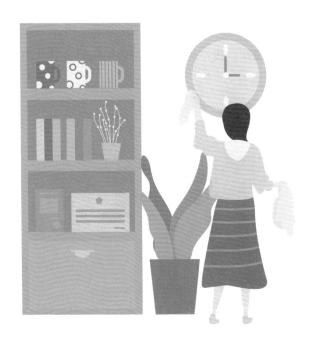

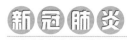

（4）企事业等集体单位使用的消毒剂和配制方法。

①有效氯浓度500 mg/L的含氯消毒剂配制方法。

●84消毒液（有效氯含量5%）。按消毒液：水为1：100比例稀释。

●消毒粉（有效氯含量12%～13%，20g/包）。1包消毒粉加4.8L水。

●含氯泡腾片（有效氯含量480～580mg/片）：1片溶于1L水。

②医用酒精（75%乙醇消毒液）。直接使用。

③其他消毒剂。按产品标签标识以杀灭肠道致病菌的浓度进行配制和使用。

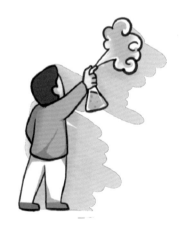

（5）企事业等集体单位配置和使用消毒剂注意事项。

①含氯消毒剂有皮肤黏膜刺激性，配置和使用时建议佩戴口罩和手套，儿童请勿触碰。

②乙醇消毒液使用应远离火源。

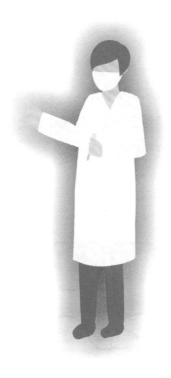

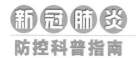

87.养老机构如何防控新冠肺炎？

　　（1）养老机构要做好日常防控。

　　①对工作人员和护养老人加强新冠肺炎和冬春季呼吸道传染病防控的知识教育。

　　②建立晨午检制度和健康申报制度。建立老人和工作人员的健康档案。

　　③工作人员一旦出现发热、咳嗽等呼吸道感染症状，应立即停止工作，尽早去医院就诊治疗。

　　④建立探访人员登记制度，如探访人员有发热、咳嗽等呼吸道感染症状，应拒绝其探访。

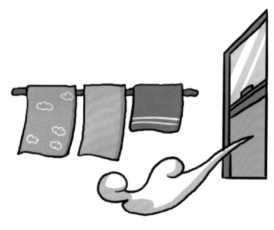

⑤确保环境清洁卫生，定期用消毒水为老人住所、厕所、休息聊天场所、活动器械等抹洗消毒。经常晾晒老人的被褥衣服。

⑥尽量开启门窗，保持室内空气流通，使用空调系统的单位，要定期清洗空调。开空调时，可同时开排气扇。

⑦设置适合老人的洗手设施，提供洗手液、抹手纸或干手机。倡导老人养成经常洗手的好习惯。

⑧准备隔离后备房间（设置在人流不密集、通风、有独立厕所的房间），提供给急性发热、咳嗽的老人隔离治疗使用。有症状的老人应及时予以隔离，避免传染给其他老人。

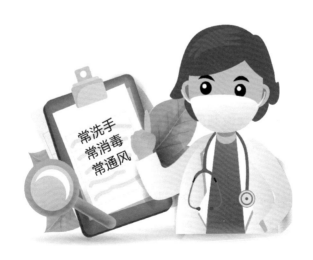

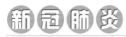

（2）养老机构发现疑似感染患者应采取的措施。除做好日常防控措施外，还须采取以下措施：

①疑似患者应立即戴上口罩就医。

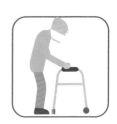

②及时联系当地疾病预防控制中心请求指导，并协助开展相关调查处置工作。

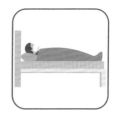

③若被诊断为新冠肺炎患者，其密切接触者应接受14天医学观察。

④暂停探访工作。

⑤减少不必要的聚会、聚餐等群体性活动。建议不安排集中用餐，可以安排老人在各自房间用餐。

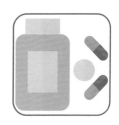

⑥落实晨、晚检制度和健康申报制度，加强空气流通、环境清洁等工作。

⑦养老院要在当地疾病预防控制机构的指导下，对餐厅、卧室、公共活动室等场所进行消毒。

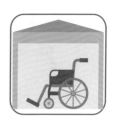

（3）养老机构要做好日常清洁及预防性消毒。以清洁为主，预防性消毒为辅，应避免过度消毒，受到污染时随时进行清洁消毒。消毒方法如下：

①表面。可使用含氯消毒剂（有效氯浓度250～500 mg/L）擦拭，作用30分钟，再用清水擦净。

②地面。可使用含氯消毒剂（有效氯浓度250～500 mg/L）用拖布湿式拖拭，作用30分钟，再用清水洗净。

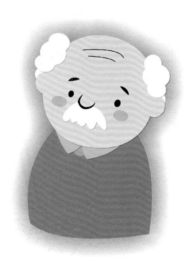

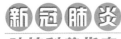
（4）养老机构使用的消毒剂和配制方法。

①有效氯浓度500 mg/L的含氯消毒剂配制方法。

●84消毒液（有效氯含量5%）。按消毒液：水为1∶100比例稀释；

●消毒粉（有效氯含量12%～13%，20g/包）。1包消毒粉加4.8L水；

●含氯泡腾片（有效氯含量480～580mg/片）：1片溶于1L水。

②医用酒精（75%乙醇消毒液）。直接使用。

③其他消毒剂。按产品标签标识以杀灭肠道致病菌的浓度进行配制和使用。

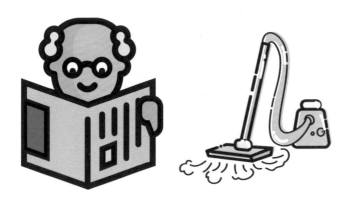

（5）养老机构配置和使用消毒剂注意事项。

①含氯消毒剂有皮肤黏膜刺激性，配置和使用时建议佩戴口罩和手套，儿童请勿触碰。

②乙醇消毒液使用应远离火源。

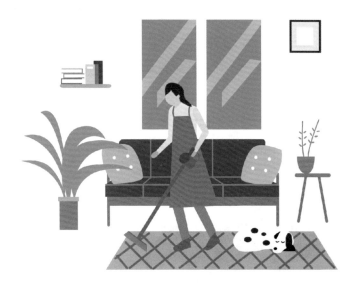

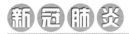

88.畜禽养殖、运输、屠宰场所，如何防控新冠肺炎？

（1）畜禽养殖、运输、屠宰场所日常护控

①保持工作场所清洁卫生，应定期进行清洁、消毒，尤其是活禽畜类相关场所，垃圾、粪便集中进行无害化处理。

②保持工作环境中空气流通。保持室内空气流通，每天开窗换气两次，每次15～30分钟，或使用排气扇保持空气流通。

③发现不明原因病、死禽畜时要及时向农业农村部门报告，不自行处理病、死禽畜。

④不购进、不运输、不销售来源不明或非法捕获的野生动物及其制品，尽量避免野生动物与家禽、家畜接触。

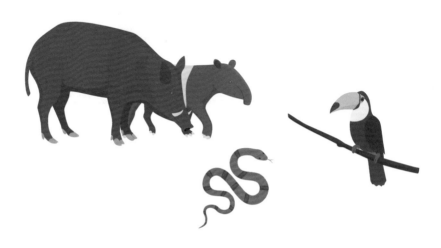

⑤从事禽畜养殖、分拣、运送、销售、宰杀等人员做好个人防护，戴口罩、橡胶手套，穿工作帽、工作服、长筒胶鞋等防护用品。

（2）发现病、死禽畜应采取的措施。

①任何单位和个人不得抛弃、收购、贩卖、屠宰加工病、死畜禽。

②发现病、死禽畜要及时向畜牧兽医部门报告，并按照要求妥善处理病死禽畜。

③如果发现有禽畜类大量生病或死亡等异常情况，立即关闭工作场所，并及时向当地畜牧兽医部门报告。

（3）做好日常清洁及预防性消毒。主要对清洁后的台面、地面进行消毒，可用10%含氯消毒粉按1袋（规格20g/袋）加入5kg水中，搅拌混匀，用喷壶喷洒，或擦拭或拖地，作用半小时再清洗。

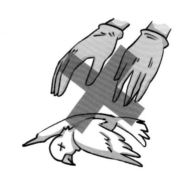

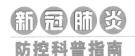

89.农贸交易市场如何防控新冠肺炎？

（1）农贸交易市场要做好清洁消毒。

①一日一清洁消毒，以清洁为主，消毒为辅。市场经营者在每日收市后，必须做到"三清一消"。

●清除：必须把档口内鱼鳞、内脏、其他垃圾等污物清除干净。

●清洁：用水将台面、地面、下水沟渠和店面周边地面清扫清洗干净。

●消毒：主要对清洁后的台面、砧板用具、档口地面进行消毒。

●清洗：用清水把消毒后的器具、台面、砧板等冲洗干净。

②一周一大扫除，清洁与消毒并重。农贸交易市场经营者每周收市后，要进行大扫除和消毒。

●在"一日一清洁消毒"的基础上，重点对清空后的喂食具、鱼池（箱）、运输工具等进行彻底清扫。

●对下水道、店面周边地面、排泄物进行彻底大扫除，不留死角。

●清洗干净后进行全面喷洒消毒。

●消毒剂作用30分钟后用清水冲洗干净。

③一月一大清洁，清洁消毒要彻底。市场经营者在每月应进行一次彻底的清洁消毒。

●彻底清除粪便、垃圾和杂物。

●疏通下水道，并把档口地面、墙面、店面周边环境清洗干净。

●全面大清洗后，进行彻底消毒。

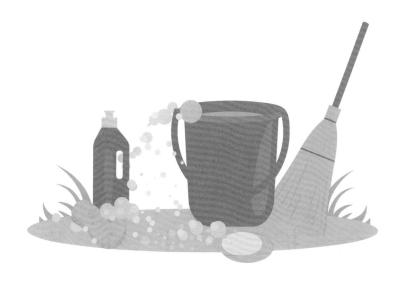

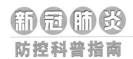

（2）农贸交易市场使用的消毒剂及配制方法。

用10%含氯消毒粉按1袋（规格20g/袋）加入5000mL水中，搅拌混匀，用喷壶或喷雾器喷洒，作用半小时。

（3）农贸交易市场清洗消毒人员的个人防护。

在进行清洗消毒时，要穿长筒水鞋、戴口罩、防水长手套，做好个人卫生防护。要注意场所通风（必要时采用机械通风）。清洗消毒结束后，将围裙、工作衣、用具等用按上述要求配制的消毒液浸泡半小时，用清水洗净晾干。

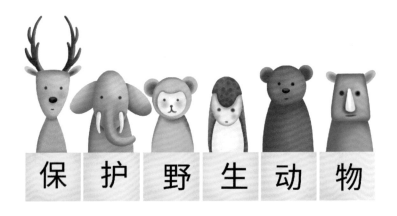

（4）农贸交易市场要做好灭鼠除虫。

①抓源头管好垃圾。市场管理者承担市场灭鼠除害的主体责任，确保市场鼠、蚊、蝇、蟑螂（病媒生物）控制水平达到国家标准要求。加强农贸市场垃圾管理，要求垃圾运输车和手推式垃圾收集车等密闭存放、运输，提高垃圾收集、运输、处理水平。

②安装防鼠、防蚊和防蝇设施。市场管理者要完善农贸市场病媒生物防制设施；市场地面硬底化，沟渠要疏通，坑洼地面要填平，墙洞地缝要堵抹，下水道和沟渠要密闭，下水道口要安装防鼠设施；加工、销售、存放直接入口食品场所的房间要配备纱窗、纱门、风帘机、纱罩、玻璃柜等防蝇设施；市场内及周边要按相关要求安置毒鼠屋。

③控制病媒生物密度。每半月投放毒鼠饵料1次，减少鼠密度；每周巡查一次清除各类小容器积水，检查市场内花卉店铺积水，减少蚊虫滋生。每天清理垃圾，减少蝇类密度。

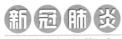
（5）农贸交易市场落实消毒和灭鼠除虫工作应采取的措施。

①日常的清洁消毒工作。由农贸交易市场经营者实施，对大型农贸交易市场的消毒工作可委托专业消杀公司进行。市场监管部门要加强监管，做到实施清洁消毒有计划、有记录。疾控部门要做好消毒与个人防护的技术指导工作。

②病媒生物密度控制。可采用购买专业有害生物防制公司服务与市场管理者协同相结合的方法，重点是清理卫生死角，消除鼠、蝇、蚊、蟑等病媒生物滋生场所。

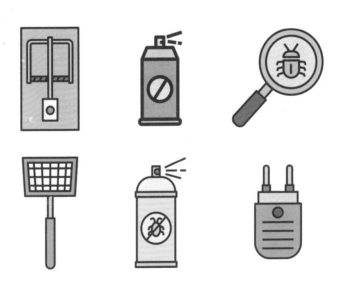

医护篇

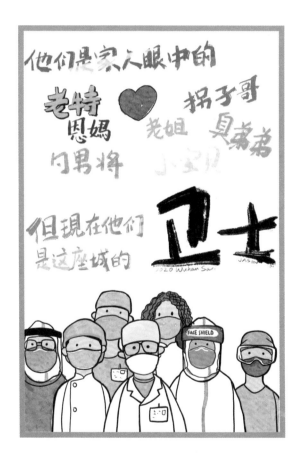

科学防控 / 战胜病毒 / 守护健康

打赢防疫阻击战，

依法有序是关键。

瞒病史、拒配合、造谣言、

伤医护、扰秩序，违法行为必追责。

———— 湖北省新冠肺炎疫情防控指挥部

90.医务人员在新冠肺炎诊疗期间 如何做好防护措施？

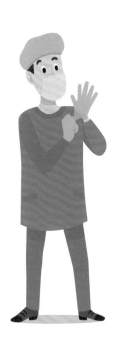

医务人员应当根据新冠肺炎感染风险采取相应的防护措施。

（1）接触患者的血液、体液、分泌物、排泄物、呕吐物及污染物品时应当戴清洁手套，脱下手套后要洗手。

（2）可能受到患者血液、体液、分泌物等物质喷溅时,应当佩戴医用防护口罩、护目镜或防护面罩(防护面屏),穿隔离衣。

（3）进行气管插管等有创操作时,应当戴医用防护口罩、医用乳胶手套、护目镜、防护面屏,穿防渗隔离衣。

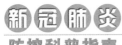

91.使用过的防护用品如何处置？

（1）当口罩、护目镜、隔离衣等防护用品被血液、体液、分泌物等污染时，应及时更换。

（2）所有一次性个人防护用品必须在使用后仔细弃置，避免再利用。如果资源有限，无法获得一次性个人防护用品，则使用可再利用的装备（如布料的隔离衣或防护服），每次用完后正确消毒。在摘脱及抛弃任何个人防护用品后，总是立即执行手卫生措施。

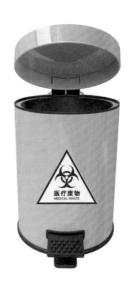

92.什么是一级防护？

一级防护适用于医务人员在预检分诊处和感染性疾病科门诊从事一般性诊疗活动时执行。穿戴一次性工作帽、一次性外科口罩和工作服（白大褂），必要时戴一次性乳胶手套。

93.什么是二级防护？

二级防护适用于医务人员在感染性疾病科门诊患者留观室和感染性疾病科病区患者病房从事诊疗活动时执行。穿戴一次性工作帽、防护眼镜（防雾型）、医用防护口罩（N95）、防护服或工作服（白大褂）外套一次性防护服和一次性乳胶手套，必要时穿一次性鞋套。

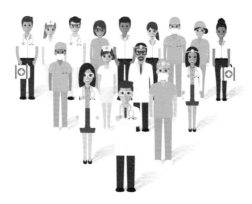

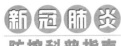

94.什么是三级防护？

　　三级防护适用于在感染性疾病科病区为患者实施吸痰、呼吸道采样、气管插管和气管切开等有可能发生患者呼吸道分泌物、体内物质的喷射或飞溅的工作时执行。穿戴一次性工作帽、全面型呼吸防护器或正压式头套、医用防护口罩（N95）、一次性乳胶手套和(或)一次性鞋，防护服或工作服（白大褂）外套一次性防护服。

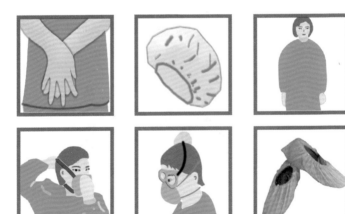

95.医务人员进入隔离病区如何穿戴防护用品？

（1）医务人员通过员工专用通道进入清洁区，认真洗手后依次戴医用防护口罩、一次性帽子或布帽、换工作鞋袜，有条件的可以更换衣裤。

（2）在进入潜在污染区前穿工作服，手部皮肤有破损或疑似有损伤者戴手套进入潜在污染区。

（3）在进入污染区前，脱工作服换穿防护服或者隔离衣，加戴一次性帽子和一次性医用外科口罩（共穿戴两层帽子、口罩）、防护眼镜、手套、鞋套。

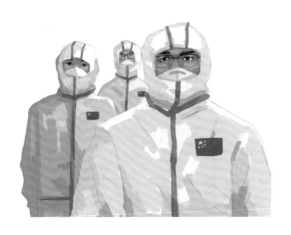

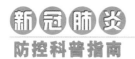

96.医务人员离开隔离病区如何脱摘防护用品？

（1）医务人员离开污染区前，应当先消毒双手，依次脱摘防护眼镜、外层一次性医用外科口罩和外层一次性帽子、防护服或者隔离衣、鞋套、手套等物品，分置于专用容器中，再次消毒手，进入潜在污染区，换穿工作服。

（2）离开潜在污染区进入清洁区前，先洗手与手消毒，脱下工作服后，再洗手和手消毒。

（3）离开清洁区前，洗手与手消毒，摘去里层一次性帽子或布帽、里层医用防护口罩，沐浴更衣，并进行口腔、鼻腔及外耳道的清洁。

（4）下班前应当进行个人卫生处置，并注意呼吸道与黏膜的防护。

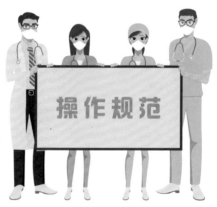

97.医务人员什么时候需要做好手卫生？

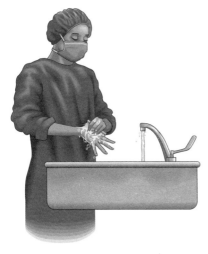

（1）洗手和(或)使用手消毒剂进行手卫生消毒。

①接触患者前。

②清洁、无菌操作前，包括进行侵入性操作前。

③暴露患者体液风险后，包括接触患者黏膜、破损皮肤或伤口、血液、体液、分泌物、排泄物、伤口敷料等之后。

④接触患者后。

⑤接触患者周围环境后，包括接触患者周围的医疗相关器械、用具等物体表面后。

（2）当手部有血液或其他体液等肉眼可见的污染时应洗手。

（3）手部没有肉眼可见的污染时，宜使用手消毒剂进行卫生手消毒。

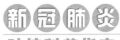

98.什么情况下医务人员应该先洗手再消毒？

（1）接触传染病患者的血液、体液、分泌物以及被传染性病原微生物污染的物品后。

（2）直接为传染病患者进行检查、治疗、护理或处理传染患者污物后。

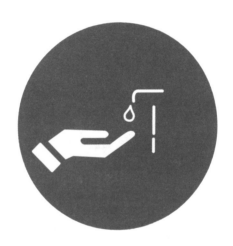

先洗手再消毒

99.如何科学洗手、消毒？

（1）洗手方法。严格按照"七步洗手法"执行。

（2）手消毒剂。首选速干手消毒剂，过敏人群可选用其他手消毒剂。

（3）注意事项。戴手套不能代替手卫生，摘手套后应进行手消毒。

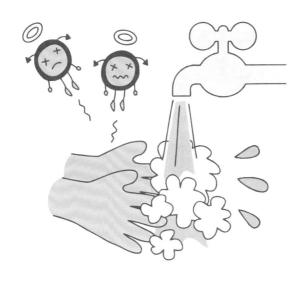

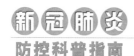

100.医务人员如何做好面部防护？

　　医务人员在进行有可能造成血液、体液、分泌物或排泄物飞溅或喷出的操作时，应佩戴面部防护装置，包括外科口罩和护眼装置(面罩、护目镜)，以保护眼结膜、鼻腔黏膜和口腔黏膜。

　　在提供医疗服务过程中，医务人员与有呼吸道症状(如咳嗽、打喷嚏)的患者近距离接触时，患者可能会有分泌物喷出，医务人员应佩戴护眼装置。

　　注意普通的眼镜不能用于防止液体溅到眼部黏膜上，因此不能被用作眼部防护。

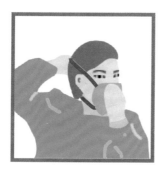
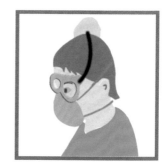

101.医疗机构何时进行消毒工作？

医疗机构作为特殊场所，应采取有效消毒措施，切断传播途径，并做好个人防护，预防新型冠状病毒感染。

消毒包括随时消毒和终末消毒。

（1）随时消毒。对疑似、确诊患者排出的污染物及其污染的物品和场所及时进行清洁消毒处理。

（2）终末消毒。发热门诊、感染性疾病科门诊等每日工作结束后，以及隔离区域在患者康复、死亡或离开后，做好终末消毒。

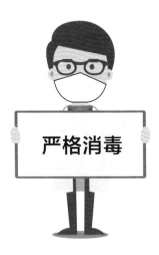

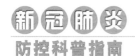
102.医疗机构重点消毒对象有哪些？

（1）患者衣服、被褥等生活用品及相关诊疗用品。

（2）门诊、手术室和病房地面、墙壁、桌椅、床头柜、床架等物体表面。

（3）门诊、手术室和病房的空气。

（4）医护人员的手。

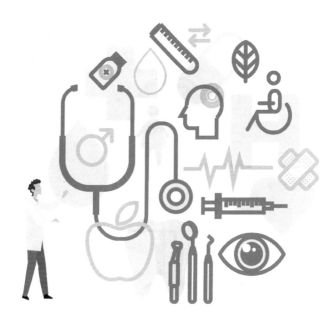

103.医疗机构如何进行空气消毒？

普通门诊和病房，尽量做好通风换气，必要时进行空气消毒。发热门诊、感染性疾病科门诊和隔离病房等应做好空气消毒。

（1）在无人条件下，宜选用二氧化氯或过氧化氢，采用超低容量喷雾法进行空气消毒。

（2）在有人条件下，可选择循环风空气消毒机进行空气消毒。

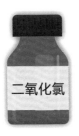

二氧化氯

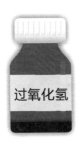

过氧化氢

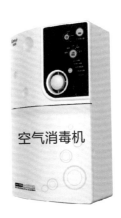

空气消毒机

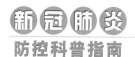

104.医疗机构如何消毒地面、墙壁？

有肉眼可见污染物时，应先完全清除污染物再消毒。

无肉眼可见污染物时，可用1000mg/L的含氯消毒液或500mg/L的二氧化氯消毒剂擦拭或喷洒消毒。

地面消毒先由外向内喷洒1次，喷药量为100~300mL/m²，待室内消毒完毕后，再由内向外重复喷洒1次。

消毒作用时间应不少于30分钟。

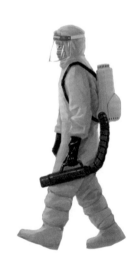

105.医疗机构如何消毒物体表面？

　　诊疗设施设备表面以及床围栏、床头柜、家具、门把手、家居用品等有肉眼可见污染物时应先完全清除污染物再消毒。

　　无肉眼可见污染物时用1000mg/L的含氯消毒液或500mg/L的二氧化氯消毒剂擦拭或喷洒消毒。作用30分钟后用清水擦拭干净。

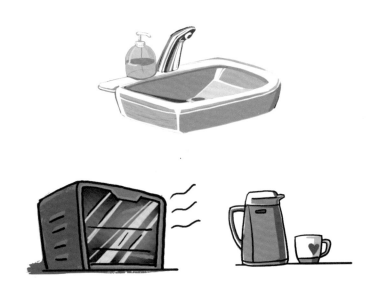

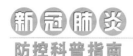

106.医务人员如何进行皮肤、黏膜的消毒处理？

皮肤被污染物污染时，应立即清除污染物，然后用一次性吸水材料沾取0.5%碘伏消毒液或含氯消毒剂和过氧化氢消毒剂擦拭消毒3分钟以上，使用清水清洗干净；黏膜应用大量生理盐水冲洗或0.05%碘伏冲洗消毒。

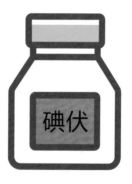

107.谁来进行医疗机构消毒处理？

医疗机构的随时消毒和终末消毒由医疗机构安排专人进行，选择合法有效的消毒产品，采取正确的消毒方法，并做好个人防护，疾病预防控制机构做好技术指导。

108.医疗机构如何消毒患者污染物？

　　少量污染物，可用一次性吸水材料（如纱布、抹布等）沾取5000~10000mg/L的含氯消毒液小心移除。

　　大量污染物，应使用含吸水成分的消毒粉或漂白粉完全覆盖，或用一次性吸水材料完全覆盖后用足量的5000~10000mg/L的含氯消毒液浇在吸水材料上，作用30分钟以上后小心清除。

　　清除过程中避免接触污染物，清理的污染物按医疗废物集中处置。

　　清除污染物后，应对污染的环境物体表面进行消毒。

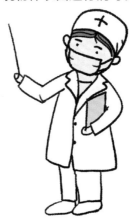

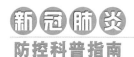

109.医疗机构如何消毒患者衣物和被褥等纺织品？

收集患者衣物、被褥等纺织品时应避免产生气溶胶，建议均按医疗废物集中焚烧处理。

无肉眼可见污染物若需要重复使用的，可用流通蒸汽或煮沸消毒30分钟；或先用500mg/L的含氯消毒液浸泡30分钟，然后按常规清洗；或采用水溶性包装袋盛装直接投入洗衣机中，同时进行洗涤消毒30分钟，并保持500mg/L的有效氯含量；贵重衣物可选用环氧乙烷进行消毒处理。

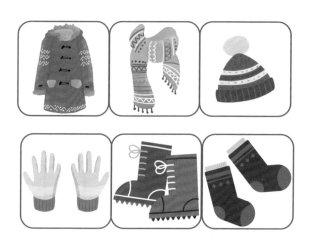

110.医疗机构如何关注医务人员健康？

医疗机构应当采取多种措施，保障医务人员健康地为患者提供医疗服务。

（1）合理调配人力资源和班次安排，避免医务人员过度劳累。

（2）提供营养膳食，增强医务人员免疫力。

（3）针对岗位特点和风险评估结果，开展主动健康监测，包括体温和呼吸系统症状等。

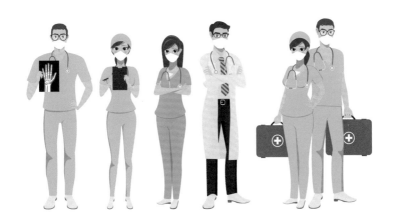

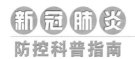

111.疫情期间，医疗机构如何处置医疗废物？

（1）规范包装容器，分区域处理。医疗废物专用包装袋、利器盒的外表面应当有警示标识，在盛装医疗废物前，应当进行认真检查，确保其无破损、无渗漏。医疗废物收集桶应为脚踏式并带盖。医疗废物达到包装袋或者利器盒的3/4时，应当有效封口，确保封口严密。应当使用双层包装袋盛装医疗废物，采用鹅颈结式封口，分层封扎。收治新冠肺炎患者及疑似患者发热门诊和病区（房）的潜在污染区和污染区产生的医疗废物，在离开污染区前应当对包装袋表面采用1000mg/L的含氯消毒液喷洒消毒（注意喷洒均匀）或在其外面加套一层医疗废物包装袋；清洁区

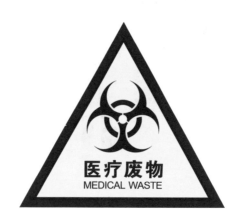

产生的医疗废物按照常规的医疗废物处置。另外，医疗废物中含病原体的标本和相关保存液等高危险废物，应当在产生地点进行压力蒸汽灭菌或者化学消毒处理，然后按照感染性废物收集处理。

收集时，确保人员安全，控制感染风险。盛装医疗废物的包装袋和利器盒的外表面被感染性废物污染时，应当增加一层包装袋。分类收集使用后的一次性隔离衣、防护服等物品时，严禁挤压。每个包装袋、利器盒应当系有或粘贴中文标签，标签内容包括：医疗废物产生单位、产生部门、产生日期、类别，并在特别说明中标注"新冠肺炎"或者简写为"新冠"。

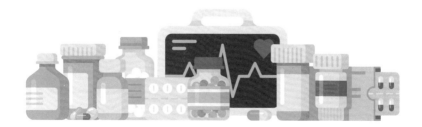

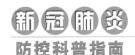

（2）严格运送贮存，做好转移登记。在运送医疗废物前，应当检查包装袋或者利器盒的标识、标签以及封口是否符合要求。工作人员在运送医疗废物时，应当防止造成医疗废物专用包装袋和利器盒的破损，防止医疗废物直接接触身体，避免医疗废物泄漏和扩散。每天运送结束后，对运送工具进行清洁和消毒，含氯消毒液浓度为1000mg/L；运送工具被感染性医疗废物污染时，应当及时消毒处理。

医疗废物暂存处应当有严密的封闭措施，设有工作人员进行管理，防止非工作人员接触医疗废物。医疗废物宜在暂存处单独设置区域存放，尽快交由医疗废物处置单位进行处置。用1000mg/L的含氯消毒液对医疗废物暂存处地面进行消毒，每天两次。医疗废物产生部门、运送人员、暂存处工作人员以及医疗废物处置单位转运人员之间，要逐层登记交接，并说明其来源于新冠肺炎患者或疑似患者。

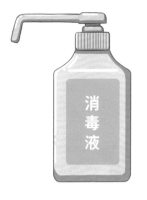

　　严格执行危险废物转移联单管理，对医疗废物进行登记。登记内容包括医疗废物的来源、种类、重量或数量、交接时间、最终去向以及经办人签名，特别注明"新冠肺炎"或"新冠"，登记资料保存3年。另外，医疗机构要及时通知医疗废物处置单位进行上门收取，并做好相应记录。

新冠肺炎

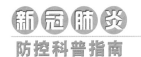

112.医护人员离开病房或医院时会不会把病毒带出来？

从科学角度来说，即使是在隔离病房工作的医护人员也都是按照要求、经过科学防护才进入病房开展工作的。经过正确的消毒防护措施和院感防控手段，医护人员离开病房和医院时是不会携带病毒的。

医护人员为抗击疫情日夜奋战在一线，希望每一位医护人员都能被尊重、被善待。

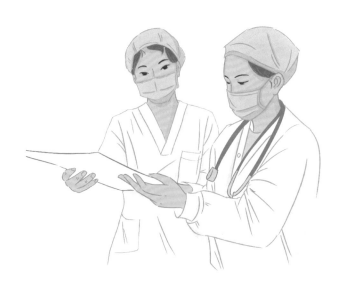

心理篇

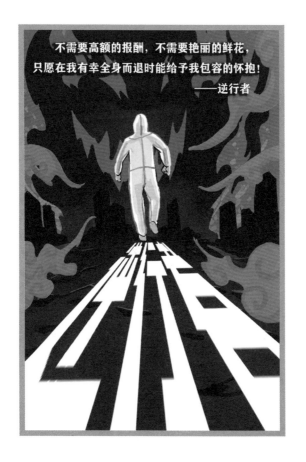

不需要高额的报酬，不需要艳丽的鲜花，只愿在我有幸全身而退时能给予我包容的怀抱！

——逆行者

科学防控 / 战胜病毒 / 守护健康

心理"防疫"很重要：

作息规律饮食好，居家运动少不了，

找人倾诉电话聊，接纳情绪勿焦躁，

困难就把热线找。

—— 湖北省新冠肺炎疫情防控指挥部

113.发生新冠肺炎后，为什么要进行心理干预？

　　发生新冠肺炎疫情后，各地人民群众受到疫情影响，一部分人出现心理行为问题。例如，普通民众出现不同程度的不安或担心害怕等，发热门诊患者和住院隔离患者感到焦虑、恐惧、孤独等，一线医务工作者压力过大、疲劳紧张甚至耗竭崩溃。这种形势下，急需针对不同人群的心理健康状况提供适宜的心理健康宣传教育和危机干预服务，以帮助公众科学对待疫情，减轻疫情对大众心理的干扰及可能造成的心理伤害，促进社会和谐稳定。

点亮内心

解除顾虑

114.易感人群及大众的心理如何调整？

（1）心态危机。恐慌、不敢出门、盲目消毒、失望、恐惧、易怒、攻击行为和过于乐观、放弃等。

（2）干预措施。

①正确提供信息及有关进一步服务的信息。

②交流、适应性行为的指导。

③不歧视患病、疑病人群。

④提醒注意不健康的应对方式（如饮酒、吸烟等）。

⑤自我识别症状。

（3）干预原则。健康宣教，指导积极应对，消除恐惧，科学防范。

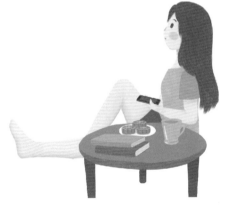

115.无法出门的大众如何调整心态？

（1）心态。在家里闷了一段时间之后，大家的感觉已经从一开始的恐惧、焦虑变成了无聊、压抑。这也说明我们需要从一种应激状态慢慢回归到日常生活。

（2）干预措施。

①重新制订每天的生活计划。把这段时间当作一个在家的休假，那我们想如何度过呢？

②做事就会有意义。整天刷消息会让人感到焦虑与空虚，不如抽离出来做事，收拾家、学做饭、做运动、写东西都可以。

③多与人互动。在家里创造一些家庭成员可以一起参与的活动、游戏，与好友相互交流一下每天有意思的事情，给好久没联系的师长拜个年，聊聊天。

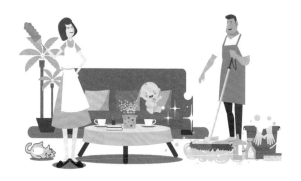

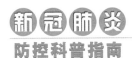

116.不愿公开就医的人群如何进行心理疏导？

（1）心态。怕被误诊和隔离、缺乏对疾病的认识、回避、忽视、焦躁等。

（2）干预措施。

①知识宣教，消除恐惧。

②及早就诊，利己利人。

③抛除耻感，科学防护。

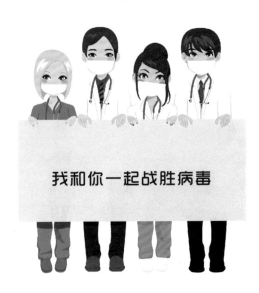

我和你一起战胜病毒

117.滞留外地的武汉人如何调整心态？

（1）心态。这段时间滞留外地的武汉人可能受到了不同程度的"特殊待遇"，可能会觉得愤怒，也可能会觉得难过，受到了伤害。

（2）干预措施。

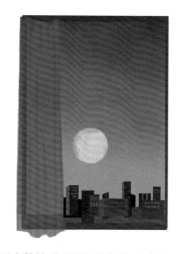

①理解这种现象。对传染疾病的恐惧有着古老的进化基础，是人的本能反应。而过激的非理性反应是当事人无法控制自己恐惧情绪的表现。

②不要被传染。既然不是自己的问题，就试着不受外界的影响，关注事情如何解决，表达合理的诉求。

③看到另一面。排斥不是全部，也有很多人在帮助武汉人。这是一个可以重新认识自己和人与人之间关系的机会。

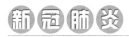

118.疑似患者的心理危机干预怎么开展？

（1）心态。侥幸心理、躲避治疗、怕被歧视，或焦躁、过度求治、频繁转院等。

（2）干预措施。

①政策宣教、密切观察、及早求治。

②为人为己采用必要的保护措施。

③服从大局安排，按照规定报告个人情况。

④使用减压行为、减少应激。

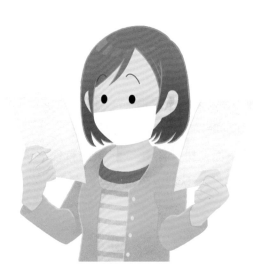

119.隔离者及其家属的心理如何调整？

（1）家属应联合医护人员，结合电视、网络信息，让隔离者充分了解病情发展，稳定情绪。

（2）家属也应该保持积极乐观的心态，与隔离者保持高频度的沟通，让隔离者感觉自己没有被孤立。

（3）应给隔离者准备充分的休闲娱乐途径，手机、电视、网络、书籍、游戏等，使其在精神上保持乐观，但要注意及时休息、不宜过劳。

（4）优质的饮食和睡眠对提高身心抵抗力意义重大。

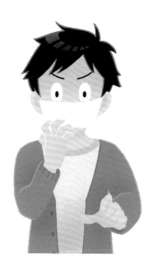

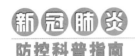

120.居家隔离的轻症患者如何进行心理疏导？

（1）心态。被隔离对于当事人来说是一个巨大的应激，会出现各种应激反应，包括恐惧、焦虑、敏感易激惹、抑郁、孤独，还有可能出现头疼、恶心、出汗等躯体反应，这些躯体反应又会进一步加剧当事人的担心。

（2）干预措施。

①接纳这些反应。知道这是任何人经历这样的状况都会出现的，而且需要一定的时间才能慢慢缓解。

②关注积极信息，给自己灌注希望。心身会交互影响，好多人是被吓出问题来的，反过来积极心态也有利于增强身体免疫力。

③可以用追剧、玩游戏等方式转移注意力。

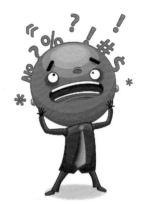

④多和亲友交流。此时人会变得特别脆弱，特别需要亲友的支持和陪伴。

⑤鼓励使用心理援助热线或在线心理干预等。

121.确诊患者隔离治疗初期如何进行心理危机干预？

（1）心态。患者易出现麻木、否认、愤怒、恐惧、焦虑、抑郁、失望、抱怨、失眠或攻击等心态。

（2）干预措施。

①做到事先有所准备，不被患者的攻击和悲伤行为所激怒而失去医生的立场，如与患者争吵或过度卷入等。

②除药物治疗外应当给予心理危机干预，如及时评估自杀、自伤、攻击风险，正面心理支持，不与患者发生正面冲突等。必要时请精神科会诊。

③强调隔离手段不仅是为了更好地观察治疗患者，同时也是保护亲人和社会安全的方式。解释目前治疗的要点和干预的有效性。

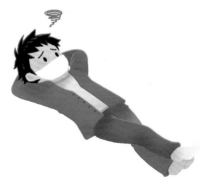

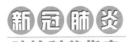

122.确诊患者隔离治疗期内如何调整心态？

（1）心态。除可能出现隔离治疗初期的心态以外，患者还可能出现孤独或因对疾病的恐惧而不配合、放弃治疗，或对治疗的过度乐观和期望值过高等心态。

（2）干预措施。

①根据患者能接受的程度，客观、如实交代病情和外界疫情，使患者做到心中有数。

②协助患者与外界亲人沟通，转达信息。

③积极鼓励患者配合治疗的所有行为。

④尽量使环境适宜患者的治疗。

⑤必要时请精神科会诊。

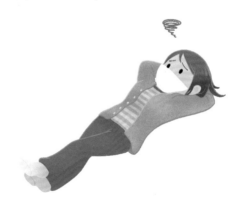

123.确诊患者发生呼吸窘迫、极度不安、表达困难时如何进行心理疏导？

（1）心态。患者可能出现濒死感、恐慌、绝望等心态。

（2）干预措施。镇定、安抚的同时，加强原发病的治疗，减轻症状。

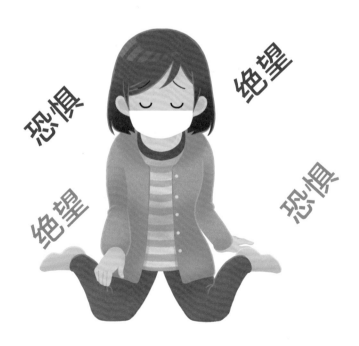

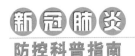

124.医务人员如何开展心理危机干预？

（1）参与救援前进行心理危机干预培训，了解应激反应，学习应对应激、调控情绪的方法。

（2）消除一线医务工作者的后顾之忧，安排专人进行后勤保障，隔离区工作人员尽量每月轮换一次。

（3）合理排班，安排适宜的放松和休息，保证充分的睡眠和饮食。

（4）在可能的情况下尽量保持与家人和外界联络、交流。

（5）如出现失眠、情绪低落、焦虑时，可寻求专业的心理危机干预或心理健康服务，持续2周不缓解且影响工作者，须由精神科进行评估诊治。

（6）如已发生应激症状，应当及时调整工作岗位，寻求专业人员帮助。

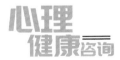

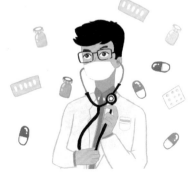

125.与患者密切接触者如何进行心理疏导？

　　（1）心态。躲避、不安、等待期的焦虑；或盲目勇敢、拒绝防护和居家观察等。

　　（2）干预措施。

　　①政策宣教、鼓励面对现实、配合居家观察。

　　②正确的信息传播和交流，释放紧张情绪。

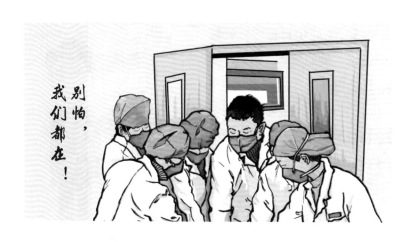

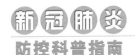

126.因疫情去世人员的亲属心理如何调适？

（1）让家人及时得知亲人去世的消息(包括孩子)，接受丧亲现实，避免因消息通知延迟而产生的家庭冲突。

（2）与家人一起经历哀伤过程(包括孩子)，如共同举行悼念活动、追忆逝者的言行、整理和妥善处理逝者的遗物、在日常谈话中自然提到逝者等。

（3）容许自己和家人感到悲伤、内疚、自责、焦虑、抑郁…这些都是自然的哀伤反应，也是自我疗愈的自然过程。

（4）不要用励志的大道理劝自己和家人尽快恢复，每个人的哀伤节奏是不同的，需要足够的时间消化哀伤反应。

（5）不要用有害方式处理哀伤情绪，例如赌博、酗酒、离婚、性侵犯等。

（6）一家人尽可能住在一起，相互照顾，相互安慰，放松减压，恢复家庭日常生活秩序。

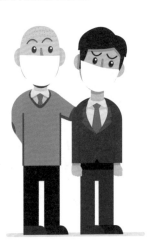

法规篇

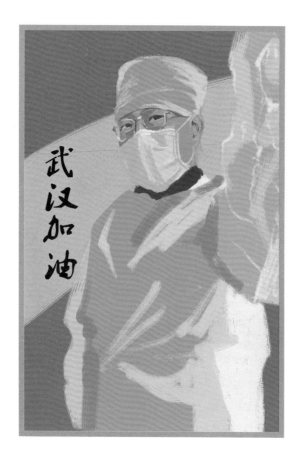

武汉加油

科学防控 / 战胜病毒 / 守护健康

法定传染病，新冠甲类管，

各级联动防，一级响应控。

配合检查测体温，依法隔离防传人。

齐心协力抗疫情，坚强乐观保安康。

—— 湖北省新冠肺炎疫情防控指挥部

127.关于传染病的类别，我国法律是如何规定的？

《中华人民共和国传染病防治法》第三条规定：本法规定的传染病分为甲类、乙类和丙类。

甲类传染病：是指鼠疫、霍乱。

乙类传染病：是指传染性非典型肺炎、艾滋病、病毒性肝炎、脊髓灰质炎、人感染高致病性禽流感、麻疹、流行性出血热、狂犬病、流行性乙型脑炎、登革热、炭疽、细菌性和阿米巴性痢疾、肺结核、伤寒和副伤寒、流行性脑脊髓膜炎、百日咳、白喉、新生儿破伤风、猩红热、布鲁菌病、淋病、梅毒、钩端螺旋体病、血吸虫病、疟疾。

丙类传染病：是指流行性感冒、流行性腮腺炎、风疹、急性出血性结膜炎、麻风病、流行性和地方性斑疹伤寒、黑热病、包虫病、丝虫病，除霍乱、细菌性和阿米巴性痢疾、伤寒和副伤寒以外的感染性腹泻病。

国务院卫生行政部门根据传染病暴发、流行情况和危害程度，可以决定增加、减少或者调整乙类、丙类传染病病种并予以公布。

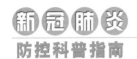

128.什么是传染病的"乙类管理、甲类防控"？

《中华人民共和国传染病防治法》第四条规定：对乙类传染病中传染性非典型肺炎、炭疽中的肺炭疽和人感染高致病性禽流感，采取本法所称甲类传染病的预防、控制措施。其他乙类传染病和突发原因不明的传染病需要采取本法所称甲类传染病的预防、控制措施的，由国务院卫生行政部门及时报经国务院批准后予以公布、实施。

《中华人民共和国国家卫生健康委员会公告2020年第1号》规定：

（1）将新型冠状病毒感染的肺炎纳入《中华人民共和国传染病防治法》规定的乙类传染病，并采取甲类传染病的预防、控制措施。

（2）将新型冠状病毒感染的肺炎纳入《中华人民共和国国境卫生检疫法》规定的检疫传染病管理。

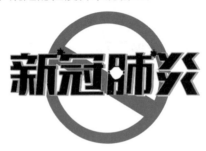

129.什么是突发公共卫生事件？

　　《突发公共卫生事件应急条例》第二条规定：本条例所称突发公共卫生事件（以下简称突发事件），是指突然发生，造成或者可能造成社会公众健康严重损害的重大传染病疫情、群体性不明原因疾病、重大食物和职业中毒以及其他严重影响公众健康的事件。

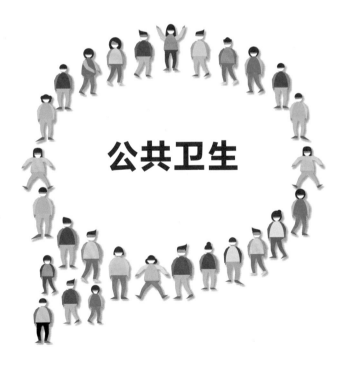

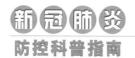

130.在防控新冠肺炎疫情工作中，单位和个人有哪些义务？

《中华人民共和国传染病防治法》第十二条规定：在中华人民共和国领域内的一切单位和个人，必须接受疾病预防控制机构、医疗机构有关传染病的调查、检验、采集样本、隔离治疗等预防、控制措施，如实提供有关情况。

第三十一条规定：任何单位和个人发现传染病病人或者疑似传染病病人时，应当及时向附近的疾病预防控制机构或者医疗机构报告。

《中华人民共和国突发事件应对法》第五十四条规定：任何单位和个人不得编造、传播有关突发事件事态发展或者应急处置工作的虚假信息。

第五十六条规定：受到自然灾害危害或者发生事故灾难、公共卫生事件的单位，应当立即组织本单位应急救援队伍和工作人员营救受害人员，疏散、撤离、安置受到威胁的人员，控制危险源，标明危险区域，封锁危险场所，并采取其他防止危害扩大的必要措施，同时向所在地县级人民政府报告；……

突发事件发生地的其他单位应当服从人民政府发布的决定、命令，配合人民政府采取的应急处置措施，做好本单位的应急救援工作，并积极组织人员参加所在地的应急救援和处置工作。

第五十七条规定：突发事件发生地的公民应当服从人民政府、居民委员会、村民委员会或者所属单位的指挥和安排，配合人民政府采取的应急处置措施，积极参加应急救援工作，协助维护社会秩序。

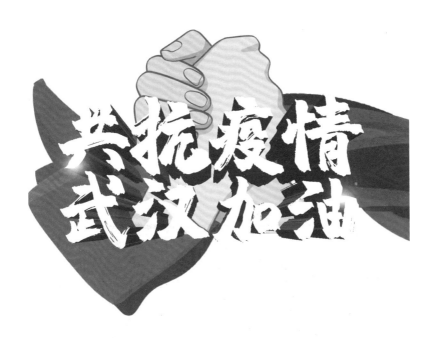

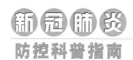

《中华人民共和国传染病防治法》第三十九条第一款规定：医疗机构发现甲类传染病时，应当及时采取下列措施：

（1）对病人、病原携带者，予以隔离治疗，隔离期限根据医学检查结果确定。

（2）对疑似病人，确诊前在指定场所单独隔离治疗。

（3）对医疗机构内的病人、病原携带者、疑似病人的密切接触者，在指定场所进行医学观察和采取其他必要的预防措施。

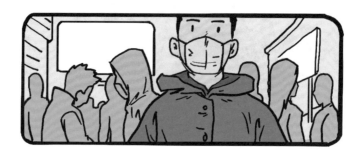

132.对拒绝或者擅自脱离隔离治疗的病人、疑似病人应如何处理?

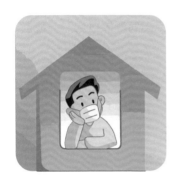

《中华人民共和国传染病防治法》第三十九条第一款规定:拒绝隔离治疗或者隔离期未满擅自脱离隔离治疗的,可以由公安机关协助医疗机构采取强制隔离治疗措施。

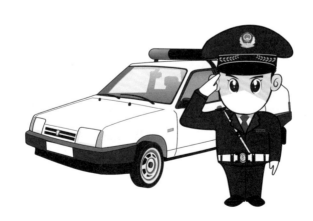

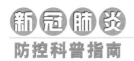

133.发现新冠肺炎病例时，疾病预防控制机构应采取哪些措施？

《中华人民共和国传染病防治法》第四十条规定：疾病预防控制机构发现传染病疫情或者接到传染病疫情报告时，应当及时采取下列措施：

（1）对传染病疫情进行流行病学调查，根据调查情况提出划定疫点、疫区的建议，对被污染的场所进行卫生处理，对密切接触者，在指定场所进行医学观察和采取其他必要的预防措施，并向卫生行政部门提出疫情控制方案。

（2）传染病暴发、流行时，对疫点、疫区进行卫生处理，向卫生行政部门提出疫情控制方案，并按照卫生行政部门的要求采取措施。

（3）指导下级疾病预防控制机构实施传染病预防、控制措施，组织、指导有关单位对传染病疫情的处理。

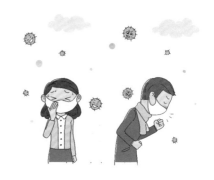

134.对已经发生新冠肺炎病例的相关 场所里的人员，可以采取哪些措施？

　　《中华人民共和国传染病防治法》第四十一条规定：对已经发生甲类传染病病例的场所或者该场所内的特定区域的人员，所在地的县级以上地方人民政府可以实施隔离措施，并同时向上一级人民政府报告；接到报告的上级人民政府应当即时作出是否批准的决定。上级人民政府作出不予批准决定的，实施隔离措施的人民政府应当立即解除隔离措施。

　　在隔离期间，实施隔离措施的人民政府应当对被隔离人员提供生活保障；被隔离人员有工作单位的，所在单位不得停止支付其隔离期间的工作报酬。

　　隔离措施的解除，由原决定机关决定并宣布。

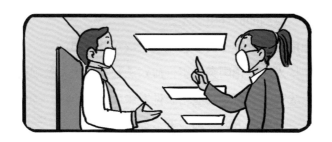

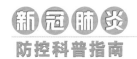
135.在新冠肺炎暴发、流行区，地方政府可以采取哪些紧急措施？

《中华人民共和国传染病防治法》第四十二条规定：传染病暴发、流行时，县级以上地方人民政府应当立即组织力量，按照预防、控制预案进行防治，切断传染病的传播途径，必要时，报经上一级人民政府决定，可以采取下列紧急措施并予以公告：

（1）限制或者停止集市、影剧院演出或者其他人群聚集的活动。

（2）停工、停业、停课。

（3）封闭或者封存被传染病病原体污染的公共饮用水源、食品以及相关物品。

（4）控制或者扑杀染疫野生动物、家畜家禽。

（5）封闭可能造成传染病扩散的场所。

上级人民政府接到下级人民政府关于采取前款所列紧急措施的报告时，应当即时作出决定。

紧急措施的解除，由原决定机关决定并宣布。

《中华人民共和国突发事件应对法》第四十九条规定：自然灾害、事故灾难或者公共卫生事件发生后，履行统一领导职责的人民政府可以采取下列一项或者多项应急处置措施：

（1）组织营救和救治受害人员，疏散、撤离并妥善安置受到威胁的人员以及采取其他救助措施。

（2）迅速控制危险源，标明危险区域，封锁危险场所，划定警戒区，实行交通管制以及其他控制措施。

（3）立即抢修被损坏的交通、通信、供水、排水、供电、供气、供热等公共设施，向受到危害的人员提供避难场所和生活必需品，实施医疗救护和卫生防疫以及其他保障措施。

（4）禁止或者限制使用有关设备、设施，关闭或者限制使用有关场所，中止人员密集的活动或者可能导致危害扩大的生产经营活动以及采取其他保护措施。

（5）启用本级人民政府设置的财政预备费和储备的应急救援物资，必要时调用其他急需物资、设备、设施、工具。

（6）组织公民参加应急救援和处置工作，要求具有特定专长的人员提供服务。

（7）保障食品、饮用水、燃料等基本生活必需品的供应。

（8）依法从严惩处囤积居奇、哄抬物价、制假售假等扰乱市场秩序的行为，稳定市场价格，维护市场秩序。

（9）依法从严惩处哄抢财物、干扰破坏应急处置工作等扰乱社会秩序的行为，维护社会治安。

（10）采取防止发生次生、衍生事件的必要措施。

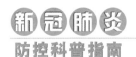

136.发生传染病时，在什么情况下可以实施交通卫生检疫？

　　《中华人民共和国传染病防治法》第四十四条规定：发生甲类传染病时，为了防止该传染病通过交通工具及其乘运的人员、物资传播，可以实施交通卫生检疫。具体办法由国务院制定。

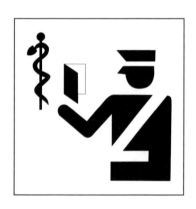

卫生检疫

137.在火车、飞机等公共交通工具上发现新冠肺炎病人怎么办？

　　《突发公共卫生事件应急条例》第三十八条规定：交通工具上发现根据国务院卫生行政主管部门的规定需要采取应急控制措施的传染病病人、疑似传染病病人，其负责人应当以最快的方式通知前方停靠点，并向交通工具的营运单位报告。交通工具的前方停靠点和营运单位应当立即向交通工具营运单位行政主管部门和县级以上地方人民政府卫生行政主管部门报告。卫生行政主管部门接到报告后，应当立即组织有关人员采取相应的医学处置措施。

　　交通工具上的传染病病人密切接触者，由交通工具停靠点的县级以上各级人民政府卫生行政主管部门或者铁路、交通、民用航空行政主管部门，根据各自的职责，依照传染病防治法律、行政法规的规定，采取控制措施。

　　《中华人民共和国国境卫生检疫法实施细则》第四条规定：入境、出境的人员、交通工具和集装箱，以及可能传播检疫传染病的行李、货物、邮包等，均应当按照本细则的规定接受检疫，经卫生检疫机关许可，方准入境或者出境。

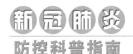

138.传染病暴发、流行时，各级政府可 以采取哪些人员、物资的征调措施？

《中华人民共和国传染病防治法》第四十五条规定：传染病暴发、流行时，根据传染病疫情控制的需要，国务院有权在全国范围或者跨省、自治区、直辖市范围内，县级以上地方人民政府有权在本行政区域内紧急调集人员或者调用储备物资，临时征用房屋、交通工具以及相关设施、设备。

紧急调集人员的，应当按照规定给予合理报酬。临时征用房屋、交通工具以及相关设施、设备的，应当依法给予补偿；能返还的，应当及时返还。

《中华人民共和国突发事件应对法》第五十二条规定：履行统一领导职责或者组织处置突发事件的人民政府，必要时可以向单位和个人征用应急救援所需设备、设施、场地、交通工具和其他物资，请求其他地方人民政府提供人力、物力、财力或者技术支援，要求生产、供应生活必需品和应急救援物资的企业组织生产、保证供给，要求提供医疗、交通等公共服务的组织提供相应的服务。

履行统一领导职责或者组织处置突发事件的人民政府，应当组织协调运输经营单位，优先运送处置突发事件所需物资、设备、工具、应急救援人员和受到突发事件危害的人员。

139.为了查找传染病病因，医疗机构可以怎么做？

　　《中华人民共和国传染病防治法》第四十六条第二款规定：为了查找传染病病因，医疗机构在必要时可以按照国务院卫生行政部门的规定，对传染病病人尸体或者疑似传染病病人尸体进行解剖查验，并应当告知死者家属。

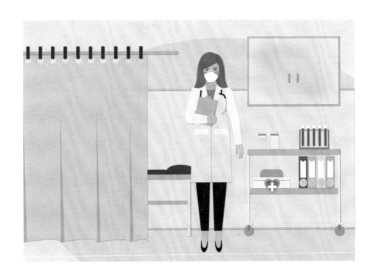

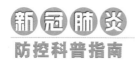
新冠肺炎
防控科普指南

第五条规定：卫生检疫机关发现染疫人时，应当立即将其隔离，防止任何人遭受感染，并按照本细则第八章的规定处理。卫生检疫机关发现染疫嫌疑人时，应当按照本细则第八章的规定处理。但对第八章规定以外的其他病种染疫嫌疑人，可以从该人员离开感染环境的时候算起，实施不超过该传染病最长潜伏期的就地诊验或者留验以及其他的卫生处理。

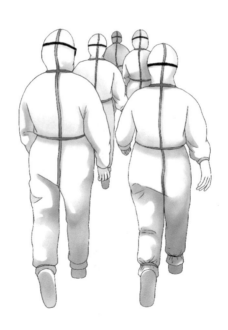

140.如何保障疫情防控所需器械、药品等物资的生产和供应？

《中华人民共和国传染病防治法》第四十九条规定：传染病暴发、流行时，药品和医疗器械生产、供应单位应当及时生产、供应防治传染病的药品和医疗器械。铁路、交通、民用航空经营单位必须优先运送处理传染病疫情的人员以及防治传染病的药品和医疗器械。县级以上人民政府有关部门应当做好组织协调工作。

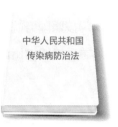

第七十二条规定：铁路、交通、民用航空经营单位未依照本法的规定优先运送处理传染病疫情的人员以及防治传染病的药品和医疗器械的，由有关部门责令限期改正，给予警告；造成严重后果的，对负有责任的主管人员和其他直接责任人员，依法给予降级、撤职、开除的处分。

《中华人民共和国铁路法》第十五条第二款规定：对抢险救灾物资和国家规定需要优先运输的其他物资，应予优先运输。

《国内水路运输管理条例》第二十三条规定：水路运输经营

者应当依照法律、行政法规和国家有关规定，优先运送处置突发事件所需的物资、设备、工具、应急救援人员和受到突发事件危害的人员，重点保障紧急、重要的军事运输。

出现关系国计民生的紧急运输需求时，国务院交通运输主管部门按照国务院的部署，可以要求水路运输经营者优先运输需要紧急运输的物资。水路运输经营者应当按照要求及时运输。

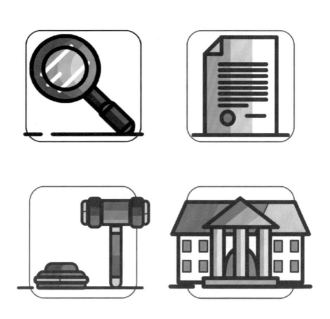

141.将新冠肺炎列入"检疫传染病"管理，对出入境人员主要有哪些影响？

《中华人民共和国国家卫生健康委员会公告2020年第1号》规定：经国务院批准，将新型冠状病毒感染的肺炎纳入《中华人民共和国国境卫生检疫法》规定的检疫传染病管理。

《中华人民共和国国境卫生检疫法》第四条规定：入境、出境的人员、交通工具、运输设备以及可能传播检疫传染病的行李、货物、邮包等物品，都应当接受检疫，经国境卫生检疫机关许可，方准入境或者出境。

第十二条规定：国境卫生检疫机关对检疫传染病染疫人必须立即将其隔离，隔离期限根据医学检查结果确定；对检疫传染病染疫嫌疑人应当将其留验，留验期限根据该传染病的潜伏期确定。因患检疫传染病而死亡的尸体，必须就近火化。

第十四条第一款规定：国境卫生检疫机关对来自疫区的、被检疫传染病污染的或者可能成为检疫传染病传播媒介的行李、货物、邮包等物品，应当进行卫生检查，实施消毒、除鼠、除虫或者其他卫生处理。

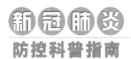

142. 出入境人员拒绝接受检疫或者抵制卫生监督，拒不接受卫生处理的，其法律后果有哪些？

《中华人民共和国国境卫生检疫法实施细则》第一百零九条第三项、第一百一十条第一款规定：对拒绝接受检疫或者抵制卫生监督，拒不接受卫生处理的，处以警告或者100元以上5000元以下的罚款。

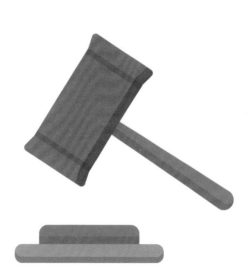

143.编造、故意传播虚假疫情信息的人，要承担什么法律责任？

《中华人民共和国突发事件应对法》第六十五条规定：违反本法规定，编造并传播有关突发事件事态发展或者应急处置工作的虚假信息，或者明知是有关突发事件事态发展或者应急处置工作的虚假信息

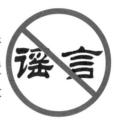

而进行传播的，责令改正，给予警告；造成严重后果的，依法暂停其业务活动或者吊销其执业许可证；负有直接责任的人员是国家工作人员的，还应当对其依法给予处分；构成违反治安管理行为的，由公安机关依法给予处罚。

《中华人民共和国治安管理处罚法》第二十五条规定："有下列行为之一的，处5日以上10日以下拘留，可以并处500元以下罚款；情节较轻的，处五日以下拘留或者500元以下罚款：散布谣言，谎报险情、疫情、警情或者以其他方法故意扰乱公共秩序的。

《中华人民共和国刑法》第二百九十一条之一第二款规

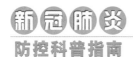

定：编造虚假的险情、疫情、灾情、警情，在信息网络或者其他媒体上传播，或者明知是上述虚假信息，故意在信息网络或者其他媒体上传播，严重扰乱社会秩序的，处3年以下有期徒刑、拘役或者管制；造成严重后果的，处3年以上7年以下有期徒刑。

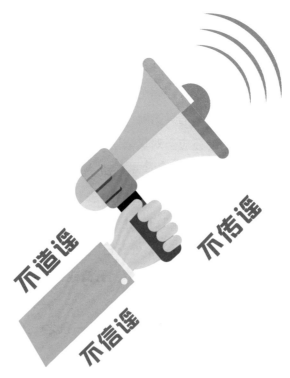

144.对妨害新冠肺炎防控，不服从、不配合或者拒绝执行有关政府决定、命令或者措施等行为，需要承担哪些法律责任？

《中华人民共和国突发事件应对法》第六十六条规定：单位或者个人违反本法规定，不服从所在地人民政府及其有关部门发布的决定、命令或者不配合其依法采取的措施，构成违反治安管理行为的，由公安机关依法给予处罚。

《中华人民共和国治安管理处罚法》第五十条规定：有下列行为之一的，处警告或者200元以下罚款；情节严重的，处5日以上10日以下拘留，可以并处500元以下罚款：

（1）拒不执行人民政府在紧急状态情况下依法发布的决定、命令的。

（2）阻碍国家机关工作人员依法执行职务的。

《中华人民共和国刑法》第二百七十七条第一款规定：以暴力、威胁方法阻碍国家机关工作人员依法执行职务的，处3年以下有期徒刑、拘役、管制或者罚金。第三款规定：在自然灾害和突发事件中，以暴力、威胁方法阻碍红十字会工作人员依法履行职责的，依照第一款的规定处罚。

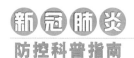

《中华人民共和国刑法》第三百三十条第一款规定：违反传染病防治法的规定，有下列情形之一，引起甲类传染病传播或者有传播严重危险的，处3年以下有期徒刑或者拘役；后果特别严重的，处3年以上7年以下有期徒刑：…… 拒绝执行卫生防疫机构依照传染病防治法提出的预防、控制措施的。

145.引起新冠肺炎传播或者有引起传播严重危险的，需要承担刑事责任吗？

《中华人民共和国国境卫生检疫法》第二十二条规定：违反本法规定，引起检疫传染病传播或者有引起检疫传染病传播严重危险的，依照刑法有关规定追究刑事责任。

《中华人民共和国刑法》第三百三十二条规定：违反国境卫生检疫规定，引起检疫传染病传播或者有传播严重危险的，处3年以下有期徒刑或者拘役，并处或者单处罚金。单位犯前款罪的，对单位判处罚金，并对其直接负责的主管人员和其他直接责任人员，依照前款的规定处罚。

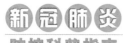
146.对预防、控制野生动物可能造成的危害，法律法规有何规定？

《中华人民共和国野生动物保护法》第十八条规定：有关地方人民政府应当采取措施，预防、控制野生动物可能造成的危害，保障人畜安全和农业、林业生产。

第二十七条规定：禁止出售、购买、利用国家重点保护野生动物及其制品。

因科学研究、人工繁育、公众展示展演、文物保护或者其他特殊情况，需要出售、购买、利用国家重点保护野生动物及其制品的，应当经省、自治区、直辖市人民政府野生动物保护主管部门批准，并按照规定取得和使用专用标识，保证可追溯，但国务院对批准机关另有规定的除外。

实行国家重点保护野生动物及其制品专用标识的范围和管理办法，由国务院野生动物保护主管部门规定。

出售、利用非国家重点保护野生动物的，应当提供狩猎、进出口等合法来源证明。

出售本条第二款、第四款规定的野生动物的，还应当依法附有检疫证明。

第三十条规定：禁止生产、经营使用国家重点保护野生动物及其制品制作的食品，或者使用没有合法来源证明的非国家重点保护野生动物及其制品制作的食品。禁止为食用非法购买国家重点保护的野生动物及其制品。

第四十九条规定：违反本法第三十条规定，生产、经营使用国家重点保护野生动物及其制品或者没有合法来源证明的非国家重点保护野生动物及其制品制作食品，或者为食用非法购买国家重点保护的野生动物及其制品的，由县级以上人民政府野生动物保护主管部门或者市场监督管理部门按照职责分工责令停止违法行为，没收野生动物及其制品和违法所得，并处野生动物及其制品价值2倍以上10倍以下的罚款；构成犯罪的，依法追究刑事责任。

《陆生野生动物保护实施条例》第二十六条规定：禁止在集贸市场出售、收购国家重点保护野生动物或者其产品。

持有狩猎证的单位和个人需要出售依法获得的非国家重点保护野生动物或者其产品的，应当按照狩猎证规定的种类、数量向经核准登记的单位出售，或者在当地人民政府有关部门指定的集贸市场出售。

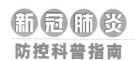

《中华人民共和国价格法》第十三条规定：经营者销售、收购商品和提供服务，应当按照政府价格主管部门的规定明码标价，注明商品的品名、产地、规格、等级、计价单位、价格或者服务的项目、收费标准等有关情况。经营者不得在标价之外加价出售商品，不得收取任何未予标明的费用。

《中华人民共和国价格法》第十四条规定：经营者不得有下列不正当价格行为：

（1）相互串通，操纵市场价格，损害其他经营者或者消费者的合法权益。

（2）在依法降价处理鲜活商品、季节性商品、积压商品等商品外，为了排挤竞争对手或者独占市场，以低于成本的价格倾销，扰乱正常的生产经营秩序，损害国家利益或者其他经营者的合法权益。

（3）捏造、散布涨价信息，哄抬价格，推动商品价格过高上涨的。

（4）利用虚假的或者使人误解的价格手段，诱骗消费者或者其他经营者与其进行交易。

(5) 提供相同商品或者服务，对具有同等交易条件的其他经营者实行价格歧视。

(6) 采取抬高等级或者压低等级等手段收购、销售商品或者提供服务，变相提高或者压低价格。

(7) 违反法律、法规的规定牟取暴利。

(8) 法律、行政法规禁止的其他不正当价格行为。

此外，根据《中华人民共和国价格法》和《价格违法行为行政处罚规定》的规定，经营者的价格违法行为，还包括经营者不执行政府指导价、政府定价以及法定的价格干预措施、紧急措施的行为，以及违反明码标价的规定等行为。

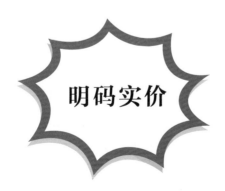

明码实价

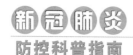
148.在防控新冠肺炎过程中，对经营者的价格违法行为如何处罚？

　　《中华人民共和国价格法》第六章、《价格违法行为行政处罚规定》第四条至第十五条详细规定了各项价格违法行为的处罚措施。

　　例如，对"捏造、散布涨价信息，哄抬价格，推动商品价格过高上涨的"行为，《中华人民共和国价格法》第四十条规定：经营者有本法第十四条所列行为之一的，责令改正，没收违法所得，可以并处违法所得五倍以下的罚款；没有违法所得的，予以警告，可以并处罚款；情节严重的，责令停业整顿，或者由工商行政管理机关吊销营业执照。有关法律对本法第十四条所列行为的处罚及处罚机关另有规定的，可以依照有关法律的规定执行。

　　《价格违法行为行政处罚规定》第六条规定：经营者违反价格法第十四条的规定，有下列推动商品价格过快、过高上涨行为之一的，责令改正，没收违法所得，并处违法所得5倍以下的罚款；没有违法所得的，处5万元以上50万元以下的罚款，情节较重的处50万元以上300万元以下的罚款；情节严重的，责令停业整顿，或者由工商行政管理机关吊销营业执照：

（1）捏造、散布涨价信息，扰乱市场价格秩序的。

（2）除生产自用外，超出正常的存储数量或者存储周期，大量囤积市场供应紧张、价格发生异常波动的商品，经价格主管部门告诫仍继续囤积的。

（3）利用其他手段哄抬价格，推动商品价格过快、过高上涨的。

行业协会或者为商品交易提供服务的单位有前款规定的违法行为的，可以处50万元以下的罚款；情节严重的，由登记管理机关依法撤销登记、吊销执照。

前两款规定以外的其他单位散布虚假涨价信息，扰乱市场价格秩序，依法应当由其他主管机关查处的，价格主管部门可以提出依法处罚的建议，有关主管机关应当依法处罚。

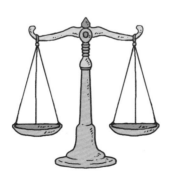

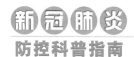

149.被新型冠状病毒病原体污染的水、场所和物品，须如何处理？

《中华人民共和国传染病防治法》第二十七条规定：对被传染病病原体污染的污水、污物、场所和物品，有关单位和个人必须在疾病预防控制机构的指导下或者按照其提出的卫生要求，进行严格消毒处理；拒绝消毒处理的，由当地卫生行政部门或者疾病预防控制机构进行强制消毒处理。

第四十七条规定：疫区中被传染病病原体污染或者可能被传染病病原体污染的物品，经消毒可以使用的，应当在当地疾病预防控制机构的指导下，进行消毒处理后，方可使用、出售和运输。

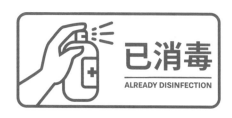

误区篇

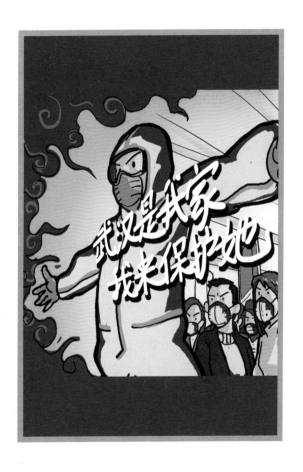

科学防控 / 战胜病毒 / 守护健康

厨房卫生别小看，尤其刀具和砧板。

生熟食品分开放，煮熟煮透有保障。

消防通道不能堵，120车辆好入户。

—— 湖北省新冠肺炎疫情防控指挥部

150.新型冠状病毒就是SARS病毒

真 相

冠状病毒是一个大型病毒家族，已知冠状病毒可引起感冒以及中东呼吸综合征（MERS）和严重急性呼吸综合征（SARS）等严重疾病。病毒的基因相似并不等同于致病能力相似，新型冠状病毒与SARS、MERS分属不同的亚群分支，它们的病毒基因序列差异较大。

国家卫生健康委员会高级别专家组组长、中国工程院院士钟南山表示，新型冠状病毒是一种与SARS完全不同性质的病毒。 不过，目前不了解其病毒来源，不能放松警惕。

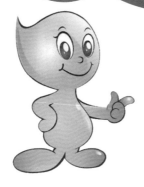

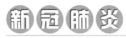

151.吸烟后烟油覆盖在肺细胞表面上能阻挡新型冠状病毒

网传：烟是纳米级的，烟油子覆盖了肺细胞表面，相当于给每个细胞戴了一个纳米级的口罩，比微米级口罩还细微和致密，可以阻挡病毒的附着和进入。

真　相

首都医科大学宣武医院胸外科首席专家支修益在接受媒体采访时表示，从科学的角度看，这种说法是没有科学依据的。有的老烟民抽烟时间长，患有慢性气管炎、慢性支气管炎、慢性阻塞性肺疾病，本身抵抗力较差，肺部对外在侵害的抵抗能力较差，得任何疾病的概率都要明显高于非烟民。

另外，媒体的公开报道明确提到，武汉最初的感染者中，有人有吸烟史。

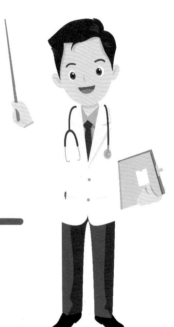

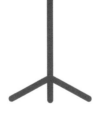

152.喝酒可以杀灭新型冠状病毒

真　相

酒精杀灭病毒，需要直接作用于病毒上，也就是用酒精擦拭或喷洒可能存在病毒的物体表面。新型冠状病毒一般通过呼吸道侵犯人体，而酒是通过消化道进入，然后在体内被分解代谢，并不能抗病毒。

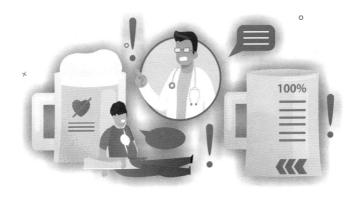

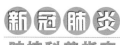

新冠肺炎
防控科普指南

153.喝板蓝根和熏醋可以预防新型冠状病毒

疫情发生以来，喝板蓝根、熏醋的声音越来越多，甚至一度将其渲染成为预防的"黄金组合"。

真　相

国家卫生健康委员会官方微博@健康中国表示，和平里医院呼吸科主任医师张骅称：板蓝根适用于治疗风热感冒、病毒性感冒等热性疾病，有一定的抗病毒效果，但是对冠状病毒是不可能有效的。熏醋，所含醋酸浓度很低，根本达不到消毒效果。

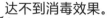

154.盐水漱口可以预防新型冠状病毒

真　相

盐水漱口有利于清洁口腔和咽喉，对于咽喉炎有帮助。但是新型冠状病毒侵犯的部位在呼吸道，漱口没有办法清洁呼吸道。目前尚无任何研究结果提示盐水对新型冠状病毒有杀灭作用。

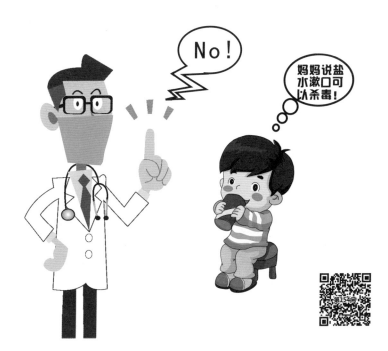

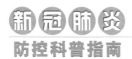

155.吃维生素C可以帮助机体抵抗病毒

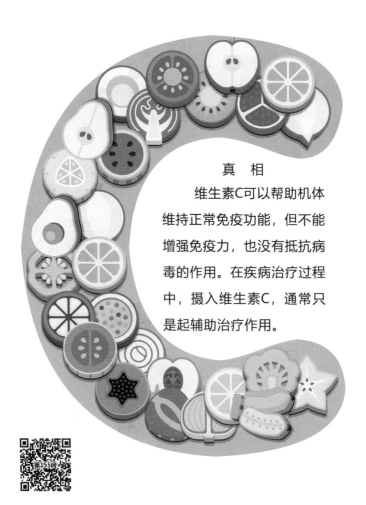

真　相

维生素C可以帮助机体维持正常免疫功能，但不能增强免疫力，也没有抵抗病毒的作用。在疾病治疗过程中，摄入维生素C，通常只是起辅助治疗作用。

156.吃抗生素能预防新型冠状病毒感染

真 相

新冠肺炎的病原体是病毒，而抗生素针对的是细菌。以"预防"为目的，错误使用抗生素，会使耐药性更严重。

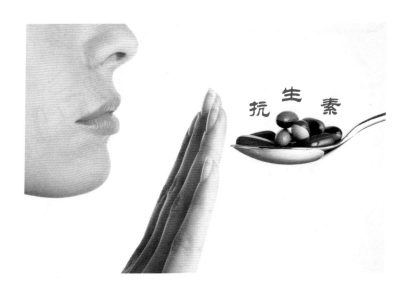

抗生素

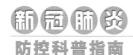

157.多戴几层口罩才能防住病毒

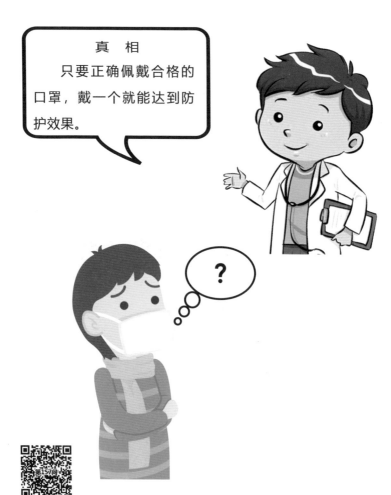

真　相
　　只要正确佩戴合格的口罩，戴一个就能达到防护效果。

158.吃大蒜胜过服用杀病毒的口腔药物

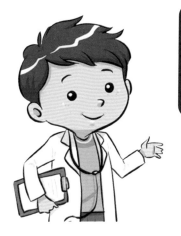

真　相

这个说法缺乏科学依据和临床试验证据。

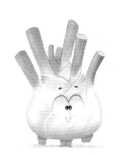

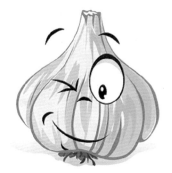

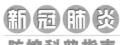

159.吃香蕉会得新型冠状病毒肺炎

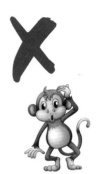

真 相

病毒来源于动物，香蕉不是宿主。

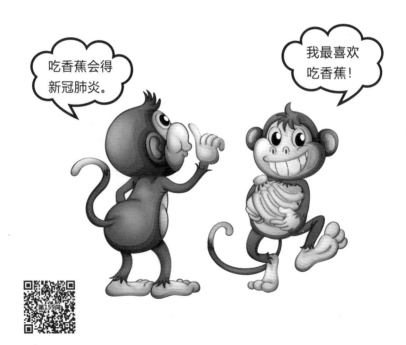

160.香油滴鼻孔可阻断传染

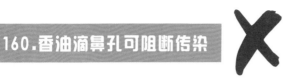

真　相

鼻孔涂香油阻止不了病毒进入身体。

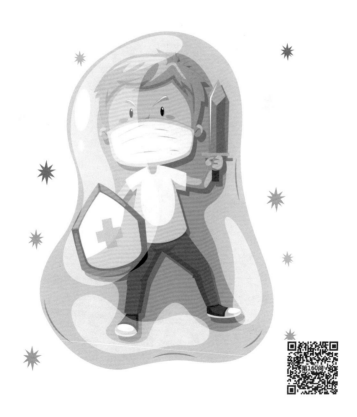

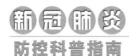

161.感冒时戴口罩将深色面朝外，没感冒时则反过来

真　相

口罩只有一种正确戴法，就是有颜色的朝外。

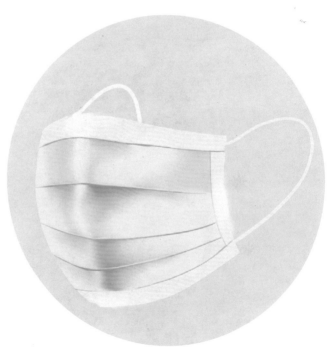

162.口服抗病毒药物，如奥司他韦等，能预防新型冠状病毒感染

真 相

虽然磷酸奥司他韦等是抗病毒药物，但目前没有证据显示其能够预防新型冠状病毒感染。

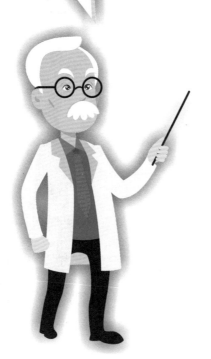

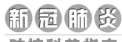

新冠肺炎
防控科普指南

163.人中涂风油精可预防呼吸道疾病

真　相

没有证据显示风油精
中的化学成分可预防或杀
灭病毒。

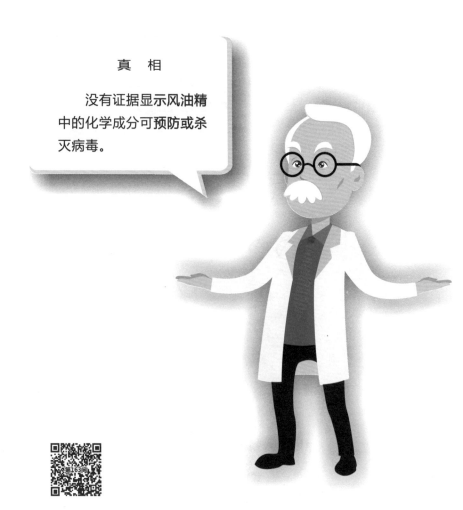

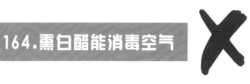

164.熏白醋能消毒空气

真　相

能被用来熏蒸消毒的
是过氧乙酸，而食醋的主
要成分是乙酸。

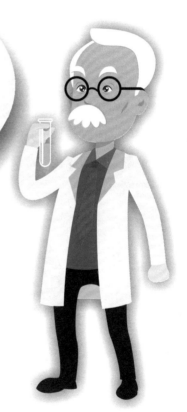

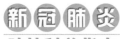
165.接种了流感疫苗后就不容易被新型冠状病毒感染，就是被感染了情况也不会严重

真　相

　　流感疫苗主要是预防流感的，对新型冠状病毒感染无预防作用，所以接种了流感疫苗仍可能感染新型冠状病毒，也可能出现严重症状。

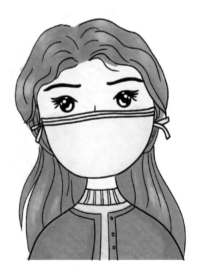